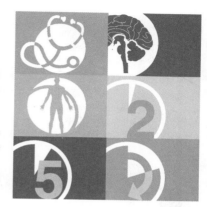

五分钟
整骨手法
医学手册

THE 5-MINUTE OSTEOPATHIC
MANIPULATIVE MEDICINE CONSULT

［美］米莉森特·金·舍奈尔　　［美］戴维·C．梅森　编著
Millicent King Channell　　　　David C. Mason

张　宏　主译

世界图书出版公司

上海·西安·北京·广州

本书提供了药物的适应证、不良反应和剂量疗程，可以根据实际情况进行调整。读者须阅读药品包括盒内的使用说明书，并遵照医嘱使用。本书的作者、编辑、出版者或发行者对因使用本书信息所造成的错误、疏忽或任何后果不承担责任，对出版物的内容不做明示的或隐含的保证。作者、编辑、出版者或发行者对由本书引起的任何人身伤害或财产损害不承担任何责任。

图书在版编目（CIP）数据

五分钟整骨手法医学手册/（美）米莉森特·金·舍奈尔，（美）戴维·C.梅森编著；张宏译. —上海：上海世界图书出版公司，2017.7

ISBN 978 - 7 - 5192 - 3063 - 0

Ⅰ. ①五… Ⅱ. ①米… ②戴… ③张… Ⅲ. ①正骨手法—手册 Ⅳ. ①R274. 2 - 62

中国版本图书馆 CIP 数据核字（2017）第 128709 号

译 者 名 单

| 主 译 |

张 宏

| 译 者 |

（按汉语拼音排序）

包 译　高明丽　黄 立　林 清
缪 萍　牛 坤　邵银进　王 红
吴庆文　张国辉　张书与

| 审 阅 |

严隽陶　刘 浩

著译者简介

--- | **编　著** | ---

米莉森特·金·舍奈尔(Millicent King Channell)，美国新泽西州医学与牙医学大学整骨医学院整骨手法医学系助理教授，整骨医师，硕士。

戴维·C.梅森(David C. Mason)，美国新泽西州医学与牙医学大学整骨医学院整骨手法医学系主任，副教授，整骨医师，美国整骨家庭医生学会会员。

--- | **主　译** | ---

张　宏，医学博士，教授，硕士生导师。现任上海中医药大学附属岳阳中西医结合医院康复医学科主任医师，是卫生部"中医康复"国家临床重点专科负责人、国家中医药管理局"中医康复"重点学科带头人；兼任中国康复医学会中西医结合专业委员会常务委员、中国民族医药学会康复分会副会长、上海市康复医学会中西医结合康复专业委员会主任委员等。曾入选上海中医药领军人才、上海市高层次针推伤临床人才。2014～2015 年赴美国北德克萨斯州大学健康科学中心访学。

--- | **审　阅** | ---

严隽陶，中国首位推拿学博士研究生导师，上海中医药大学终身教授、上海中医药大学康复医学院名誉院长、上海市中医针

灸推拿临床医学中心主任医师、上海市名中医，兼任中华中医药学会理事及推拿分会名誉主任委员、上海市康复医学会副会长、上海市中医药学会常务理事，享受国务院特殊津贴，并荣获"上海康复医学发展终身成就奖"。同时担任《针灸推拿医学》杂志编委会主任委员，《按摩与康复》杂志副主编。

刘浩（Howe Liu），物理治疗学博士，博士生导师，美国注册物理治疗师。美国北德克萨斯州大学健康科学中心（University of North Texas Health Science Center）物理治疗系终身教授。兼任美国物理治疗学会（APTA）科研奖项评审委员会主席、美国物理治疗学会（APTA）年会议案与论文审查委员会委员、北德克萨斯州大学健康科学中心健康职业学院职称晋升与评定委员会主席。2014年被美国德克萨斯州物理治疗学会（TPTA）授予年度杰出科学研究奖。

译　序

　　整骨医学是美国的主流医学之一，在美国近 200 所医学院中有 46 所整骨医学院，美国执业医师中有 7%～10%为整骨医师(D.O)。整骨医师以手法为治疗手段，非常类似于国内的推拿医师。虽然属于两个不同的医学体系，理论基础与指导思想不同，但美国整骨医师与中国推拿医师治疗病种和治疗手段却极为相似。

　　译者有幸于 2014 年赴美国北德克萨斯州大学健康医学中心，跟随整骨医学院院长戴维·C.梅森(David C. Mason)教授学习，深感美国整骨与中国推拿各有所长，应当相互学习、相互借鉴，遂将其所著《五分钟整骨手法医学手册》(THE 5 - MINUTE OSTEOPATHIC MANIPULATIVE MEDICINE CONSULT)引入国内，翻译成中文，供同道学习参考。

　　《五分钟整骨手法医学手册》是美国整骨医师的工具书，与国内的"手法治疗学"内容颇为相近。本书主要介绍常见疾病的整骨手法治疗，同时附录中也对常用整骨技术及特殊检查进行了简要的介绍。

　　本书的译者均在美国学习过整骨医学或康复医学，希望本书能为推拿医师、康复医师、物理治疗师及相关的从业者提供一定的帮助。

　　此外，感谢李宗盼、李文兮、薛夏琰、管华宗等在本书出版过程中提供的帮助。

　　由于出版时间和学术水平的限制，所译之处如有错误，还请广大同仁及读者批评指正。

张　宏

2016 年 12 月 25 日，于上海

前　言

　　在七分钟的临床诊疗过程中完成整骨治疗(OMM)并不是一件容易的事情。本书旨在给非整骨专业的医疗人士一些指引,使其能够快速找准问题,并利用特殊的临床诊疗程序,在最短时间内完成疾病的诊治。每个患者都应该进行个体化的评估,并基于病史和体格检查结果制定恰当的诊疗方案。

　　本书不是一本技术大全,因为这方面已经有好几本优秀的技术大全丛书可供参考。同时值得强调的是,本书也不是"菜谱"式的整骨医学参考书。恰当地使用触诊技巧和整骨检查进行躯体障碍诊断才是正确使用整骨治疗技术的最佳指引。然而,整骨医学生和临床医生多养成需要 30～60 min 进行全身评估和治疗的习惯。在有限的时间里,他们难以重点应用整骨疗法解决患者存在的问题,因此就干脆不用整骨疗法。

　　有限的诊疗时间是整骨治疗总是被忽略的重要原因。因此,临床医生要特别关注如何为患者的诊疗过程制定有效的时间框架。这样就能快速决定此次诊疗所需要的大概时间和选择有效的治疗技术,也有利于促进复诊患者接受更全面的整骨治疗和充足的时间安排。本书希望可以帮助医学生和临床医生在有限的时间里完成相关诊疗操作。本书所阐述的一系列潜在躯体障碍区域及建议的治疗方法有助于读者在熟悉的临床诊疗场景中运用整骨治疗手段。本书不包含其他临床评估和治疗,因为已有其他的快速诊疗手册涉及这方面的内容。本书旨在应用整骨治疗技术作为临床常规诊疗的有益补充和结合。

　　临床医生擅于进行疾病的鉴别诊断,并基于诊断制定诊疗方案,但往往忽视躯体障碍的诊断,因而在治疗方案中忽略整骨治疗。不仅错失治疗良机，而且整骨治疗的独特作用也难以体现，既增加了医疗费用，也增加了报销的流程。本书将时刻提醒使用者正确使用诊断、病史记录、疾病编码和医疗账单。

本书的目的是将整骨治疗技术普及到所有的整骨医师中，而不仅限于整骨专家。我们希望本书能够架起整骨医学的桥梁，为那些难以制定规范整骨治疗方案的整骨医师和学生提供帮助。

米莉森特·金·舍奈尔（Millicent King Channell）
整骨医师，硕士

戴维·C.梅森（David C. Mason）
整骨医师，美国整骨家庭医生学会会员

如何使用本书

评估和治疗

　　每种疾病分为两部分介绍：首先罗列躯体功能障碍可能影响的区域，与疾病相关的受损神经（主要是自主神经和运动神经）；然后介绍治疗技术，这些技术未必详尽，但它们可以单独使用，或作为全部治疗的一部分。

　　每个主题的第一部分包括自主神经和运动神经的支配情况，因为这可能与内脏反射和躯体反射相关；脊髓反射的检查也必不可少，因为它提示可能需要进行整骨治疗（OMM）的躯体障碍区域。"其他躯体功能障碍"中的相关区域可能受与疾病相关的中枢或周围神经系统影响。例如，在支气管哮喘疾病中列出了斜角肌紧张，因为它们是呼吸辅助肌，当哮喘发作时，它们可能过度活动。因此，这些被影响的肌肉也应当作为躯体功能障碍的组成部分进行评估。

　　本书不包括躯体功能障碍的产生机制和治疗技术的基本原理，例如对于压痛点的治疗需要使用摆位放松技术的机制，也不在本书范围。有兴趣的读者可以去阅读更详细的理论书籍，例如《整骨医学基础》（*Foundations of Osteopathic Medicine*）或者《整骨疗法的诊断与治疗》（*An Osteopathic Approach to Diagnosis and Treatment*）。

　　每个主题第二部分是治疗方案，分为 3 个层次：两分钟治疗、五分钟治疗和拓展治疗。两分钟治疗中的治疗技术并不是某种疾病最有效率的治疗方法，可以理解为在两分钟有限时间内最有效率的治疗手段，这是为了让患者在短时间体验整骨治疗，有利于患者接受更长时间的专门整骨治疗。操作者要对每个患者慎重选择合适的技术。拓展治疗包括了在两分钟治疗和五分钟治疗中罗列的技术。

致 谢

非常感谢在本书成书过程中为我们提供帮助的人。特别感谢我们的秘书莉萨·施密特（Lisa Schmidt）帮助完成日常的文书工作；感谢整骨医学院四年级学生杰米·拉帕乔洛（Jamie Rapacciuolo）帮助完成文献检索；感谢我们的拍照模特，整骨医学院四年级学生杰米·拉帕乔洛（Jamie Rappacciuolo）和埃里克·戈特瓦尔德（Erich Gottwald）；感谢插图画家鲍勃·麦克布赖德（Bob McBride）用精美的插图使晦涩的概念浅显易懂；感谢摄影师金·索科洛夫（Kim Sokoloff）的杰出工作。我们还要感谢为我们提供指导和帮助的良师益友。最重要的是要感谢我们的家人对我们无私的支持，对家人的感激难以用言语表达。

目　录

第二部分 治疗技术

第三部分　特殊检查

第一部分

常见疾病与治疗

踝关节扭伤

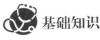 基础知识

描述

非生理性的拉伸或扭转导致踝关节韧带或软组织撕裂。

 生理和相关躯体功能障碍

副交感神经系统

不适用。

交感神经系统

- 兴奋：肌肉小动脉扩张（胆碱和肾上腺素 β_2），肌肉小动脉收缩（肾上腺素 α）
- T10～L2
  - 压痛点
  - 横突部软组织性状改变
  - 椎体旋转

运动神经系统

- L4～S2 腓总神经
  - 腓骨头后部功能障碍撞击所致
- 以下部位的压痛和/或水肿：
  - 外踝（内翻扭伤）L4～S2 腓浅神经
    ○ 腓骨长肌及肌腱
    ○ 腓骨短肌及肌腱
  - 内踝（外翻扭伤）L4～S3 胫神经
    ○ 蹈长屈肌及肌腱
    ○ 趾长屈肌及肌腱
    ○ 胫骨后肌及肌腱
  - 后踝 L4～S3 胫神经
    ○ 比目鱼肌和肌腱

○ 腓肠肌和肌腱

 其他躯体功能障碍

- 扁平足（骰骨、舟骨、楔骨、近端跖骨的下陷）
- 腓骨头向后下方移位（内翻损伤）
- 胫骨在距骨上前移

治 疗

 两分钟治疗

- 下肢——相关肌群肌腱压痛点的摆位放松术

 五分钟治疗

- 下肢——相关肌群的直接肌筋膜松解术
- 下肢——踝关节水肿的淋巴引流：轻抚法
- 下肢——后移的腓骨头：摆位放松术，肌肉能量技术和/或高速低幅技术

 拓展治疗

- 下肢——胫骨在距骨上前移：关节技术
- 下肢——扁平足：摆位放松术和/或高速低幅技术

焦　虑

 基础知识

描述

急慢性的恐惧情绪,经常伴随躯体症状。

 生理和相关躯体功能障碍

副交感神经系统

- 兴奋:胃酸分泌增加、恶心、呕吐、腹泻
- 迷走神经
  - OA,AA,C2
    - 压痛点
    - 颈部软组织性状改变
    - 椎体旋转
  - 枕乳缝和寰枕关节紧张

交感神经系统

- 兴奋:心动过速、便秘、对酸的敏感性增加
- T1～T4(心脏)和/或 T5～L2(胃肠道)
  - 压痛点
  - 横突部软组织性状改变
  - 椎体旋转
- 腹腔神经节:筋膜限制
- 肠系膜上神经节:筋膜限制
- 肠系膜下神经节:筋膜限制

运动神经系统

- C2～C7(肩胛提肌、斜角肌、上斜方肌、颈后肌肉)
  - 压痛点
  - 颈部软组织性状改变
  - 椎体旋转

其他躯体功能障碍

- 胸小肌压痛和紧张
- 第1、第2肋骨吸气功能障碍

治 疗

 两分钟治疗

- 头部——OA 松解

 五分钟治疗

- 颈部——协调位放松术
- 肋骨——针对第1、第2肋骨吸气功能障碍进行协调位放松技术

拓展治疗

- 头部——颅骨损伤模式：治疗损伤
  - 拱形掌控
  - 第四脑室掌控
- 颈部——C2～C7：肌筋膜松解术，协调位放松术和/或高速低幅技术
- 上肢——胸小肌：肌筋膜松解术，肌肉能量技术和/或摆位放松技术
- 胸部——肌肉能量技术，肌筋膜松解术和/或高速低幅技术
- 腰部——肌肉能量技术，肌筋膜松解术和/或高速低幅技术
- 腹部——神经节受限：肌筋膜松解术
- 腹部和其他内脏躯体——在髂胫束上的 Chapman 反射点

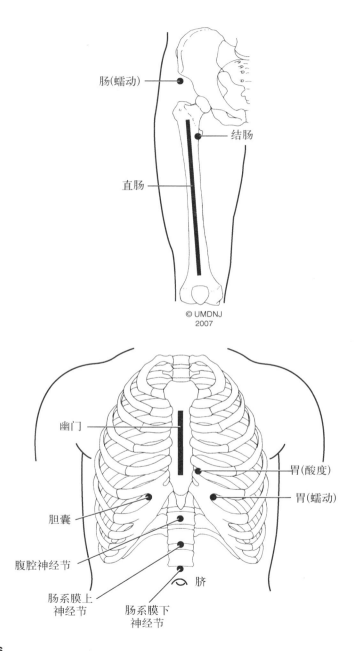

肠(蠕动)

结肠

直肠

© UMDNJ
2007

幽门

胃(酸度)

胃(蠕动)

胆囊

腹腔神经节

肠系膜上
神经节

脐

肠系膜下
神经节

6

关节炎(炎症性)

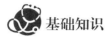 **基础知识**

描述

有多种风湿性的因素都可导致关节炎,正确的诊断是对关节痛患者进行适当治疗的基础。在疾病的诊治过程中及确诊之后,下面的推荐意见将会有所帮助。

 生理和相关躯体功能障碍

副交感神经系统

不适用。

交感神经系统

- 兴奋:肌肉小动脉扩张(胆碱和肾上腺素 β_2),肌肉小动脉收缩(肾上腺素 α)
- T5～T7:上肢
  - 压痛点
  - 横突部软组织性状改变
  - 椎体旋转
- T10～L2:下肢
  - 压痛点
  - 横突部软组织性状改变
  - 椎体旋转

运动神经系统

- C4～T1:上肢
  - 压痛点
  - 颈部软组织性状改变
  - 椎体旋转
- L1～S3:下肢
  - 压痛点

- 横突部软组织性状改变
- 椎体旋转

其他躯体功能障碍

- 身体任何关节都可能受风湿的影响。关节炎可并发滑膜炎、滑囊炎或全身性水肿等情况,这些并发症可以使用淋巴引流技术治疗。
- 骶髂关节炎在风湿病患者身上也比较常见,所以应该对这类患者的骶骨、髂骨和腰椎进行全面评估,查看是否存在相应的躯体功能障碍。此外,与关节炎无关的代偿或者过度使用综合征的部位也要进行评估。

治 疗

注意事项:

　　炎症性关节炎可能导致关节不稳、韧带松弛,因此,要避免在上颈段使用高速低幅技术。

两分钟治疗

- 在主诉或查体有异常的部位使用肌筋膜松解术

五分钟治疗

- 受累部位的淋巴引流技术

拓展治疗

- 压痛点的摆位放松技术

关节炎(骨性)

 基础知识

描述

可发生于全身各个关节的非炎症性退行性关节病变,常见于手关节、膝关节、髋关节和脊柱。其特征是关节软骨退变引起关节间隙变窄、关节错位;根据 WOLFF 定律出现钙盐沉积,并引发疼痛、关节僵硬、压痛、关节渗出、捻发感和关节活动受限。

 生理和相关躯体功能障碍

副交感神经系统

不适用。

交感神经系统

- 兴奋:肌肉小动脉扩张(胆碱和肾上腺素 β_2),肌肉小动脉收缩(肾上腺素 α)
- T5～T7:上肢
  - 压痛点
  - 横突部软组织性状改变
  - 椎体旋转
- T10～L2:下肢
  - 压痛点
  - 横突部软组织性状改变
  - 椎体旋转

运动神经系统

- C4～T1:上肢
  - 压痛点
  - 颈部软组织性状改变
  - 椎体旋转
- L1～S3:下肢

- 压痛点
- 横突部软组织性状改变
- 椎体旋转

🦴 其他躯体功能障碍

- 任何关节都可能被累及，外伤或过度使用的部位容易发病。
- 颈部、胸部、腰部和骶部关节炎可能导致椎间孔或椎管狭窄，引起相应症状。
- 手关节（尤其是拇指）、膝关节、髋关节由于重力因素和过度使用，比较容易发生骨性关节炎。
- 与关节炎无关的代偿或过度使用综合征的部位也需进行评估。

治　疗

注意事项：

治疗旨在恢复和保持受损关节的功能，还应通过运动处方、姿势教育、人体功效学评估及相关建议等加强对周围关节的预防保健。

2️⃣ 两分钟治疗

- 在主诉或查体有异常的部位使用肌筋膜松解术

5️⃣ 五分钟治疗

- 在受累关节上下区域进行肌筋膜松解术，肌肉能量技术或高速低幅技术

🔄 拓展治疗

- 压痛点的摆位放松技术
- 人体工效学评估与建议
- 姿势教育
- 运动处方

哮　喘

 基础知识

描述

以气管支气管轻度到重度阻塞为特征的疾病,临床表现以喘息或咳嗽为主要症状。

 生理和相关躯体功能障碍

副交感神经系统

- 兴奋:气道分泌物增加、细支气管痉挛
- 迷走神经
  - OA,AA,C2
    - 压痛点
    - 颈部软组织性状改变
    - 椎体旋转
  - 枕乳缝和寰枕关节紧张

交感神经系统

- 兴奋:气道分泌物减少、细支气管扩张
- T2～T7
  - 压痛点
  - 横突部软组织性状改变
  - 椎体旋转

运动神经系统

- C3～C5(膈神经,短缩或过度使用)
  - 压痛点
  - 颈部软组织性状改变
  - 椎体旋转

其他躯体功能障碍

- 颅骨后伸障碍
- 斜角肌压痛和肌肉紧张
- 胸锁乳突肌压痛和肌肉紧张
- 肋骨呼吸功能障碍
- 膈肌变平
- 胸腰椎功能障碍(膈肌附着处)

治 疗

两分钟治疗

- 胸部——坐位肌肉能量技术
- 腹部和其他内脏躯体——肺 Chapman 反射点

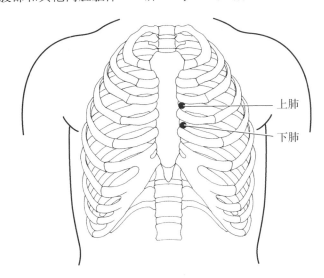

上肺

下肺

五分钟治疗

- 上肢——胸小肌:摆位放松术,肌筋膜松解术和/或胸肌牵引

（用于淋巴治疗）

- 胸部——高速低幅技术

拓展治疗

- 头部——颅骨节律性脉冲降低：第四脑室掌控
- 头部——迷走神经：OA 松解
- 头部——刺激蝶腭神经节
- 颈部——C2,C3～C5：肌筋膜松解术,协调位放松术和/或高速低幅技术
- 颈部——斜角肌：摆位放松术和/或肌肉能量技术
- 胸部——肌筋膜松解术
- 肋骨功能障碍——肌肉能量技术
- 肋骨提升
- 腹部——膈肌
  - 膈肌拱顶技术
  - 胸腰结合处：肌肉能量技术,肌筋膜松解术,高速低幅技术

肺不张

 基础知识

描述

　　肺不张是肺整体或部分塌陷或充气不全,以及肺泡塌陷的一种状况。它意味着单个细支气管或多个支气管存在阻塞,这些阻塞可能源于气道中(异物、黏液),气道壁(肿瘤,通常是鳞状细胞癌)或气道外压迫(肿瘤、淋巴结)。

 生理和相关躯体功能障碍

副交感神经系统
- 兴奋:分泌物增加,相关的细支气管收缩
- 迷走神经
  - OA,AA,C2
    - 压痛点
    - 颈部软组织性状改变
    - 椎体旋转
  - 枕乳缝和寰枕关节紧张

交感神经系统系统
- 兴奋:分泌物减少,支气管扩张
- T2~T7
  - 压痛点
  - 横突部软组织性状改变
  - 椎体旋转

运动神经系统
- C3~C5(膈神经,短缩或过度使用)
  - 压痛点
  - 颈部软组织性状改变
  - 椎体旋转

其他躯体功能障碍

- 肋骨功能障碍
- 膈肌受限

治 疗

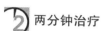 **两分钟治疗**

- 胸泵
- 足泵

五分钟治疗

- 肋骨提升
- 腹部——膈肌
  - 膈肌拱顶技术
  - 胸腰交界：肌肉能量技术,肌筋膜松解术,高速低幅技术
  - 肋软骨缘和剑突：摆位放松术,肌筋膜松解术

拓展治疗

- 胸部——肌筋膜松解术
- 肋骨功能障碍——肌肉能量技术
- 颈部——C2,C3～C5：肌筋膜松解术,肌肉能量技术和/或协调位放松术
- 头部——迷走神经：寰枕关节松解和/或 V 形扩展技术
- 腹部和其他内脏躯体——肺 Chapman 反射点

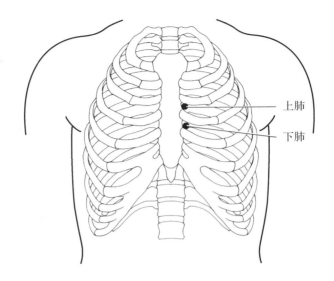

上肺

下肺

贝尔式面瘫

 基础知识

描述

    一种由损伤、创伤或茎乳突孔卡压影响某支面神经（CN Ⅶ），引起的单侧面部瘫痪。

 生理和相关躯体功能障碍

副交感神经系统

- 由于支配泪腺和下颌下腺的副交感神经纤维在茎乳突孔出口处前就从面神经分离出来，所以这些腺体功能不会受影响。但神经受激可能会反射性引起腺体功能障碍，刺激下颌下腺、舌下腺和泪腺的分泌，也会刺激鼻咽、硬腭和软腭黏膜分泌。
- 面神经（CN Ⅶ）
  - 颅骨功能障碍，尤其是颞骨
  - 枕乳缝紧张

交感神经系统

- 抑制下颌下腺、舌下腺和泪腺的分泌，同时抑制鼻咽、硬腭和软腭黏膜的分泌
- T1～T4
  - 压痛点
  - 横突部软组织性状改变
  - 椎体旋转

运动神经系统

- 面神经（CN Ⅶ）：患侧面部表情肌均瘫痪，包括额肌、眼轮匝肌、鼻唇沟部肌肉、唇肌、颊肌、二腹肌后腹和颈阔肌。

 其他躯体功能障碍

- 颞骨功能障碍

- 二腹肌后部
- 颞颌关节：翼内肌、舌肌、舌骨肌等肌肉和筋膜受限
- 胸锁乳突肌紧张（附着于颞骨）
- 其他颈部功能障碍
- 淋巴结的淋巴阻塞：耳前淋巴结、耳后淋巴结、颌下淋巴结、颏下淋巴结、锁骨上淋巴结

治　疗

② 两分钟治疗

- 头部——Galbreath 技术（下颌引流）

⑤ 五分钟治疗

- 头部——颅骨功能障碍（尤其是颞部功能障碍）：拱形掌控/颅骨治疗

② 拓展治疗

- 头部——OA 松解
- 头部——枕乳缝紧张：V 形扩展技术
- 头部——颅骨节律性脉冲降低：第四脑室掌控
- 颈部——协调位放松术，肌肉能量技术和/或肌筋膜松解术
- 胸部——T1～T4：肌肉能量技术，肌筋膜松解术和/或高速低幅技术
- 头部——颞颌关节：受限肌肉的直接抑制或摆位放松术
- 腹部——呼吸膈肌：膈肌拱顶技术
- 头部——神经肌肉结构渐进性抑制技术
- 颈部——神经肌肉结构渐进性抑制技术

腕管综合征

 基础知识

描述

通常指手部和腕部周围神经性疼痛,并伴腕部远端正中神经分布区感觉异常和肌力减退,由正中神经通过腕管时受压引起。

 生理和相关躯体功能障碍

副交感神经系统

不适用。

交感神经系统

- 兴奋:肌肉小动脉扩张(类胆碱能和肾上腺素 β_2),肌肉小动脉收缩(肾上腺素 α)
- T5～T7
  - 压痛点
  - 横突部软组织性状改变
  - 椎体旋转

运动神经系统

- 正中神经(C5～T1):腕部远端,支配拇对掌肌、拇短屈肌浅头、第一和第二蚓状肌。皮肤感觉:掌侧面、拇指远端、示指、中指和环指外侧半个手指。
  - 腕骨移位
  - 上肢远端水肿

 其他躯体功能障碍

- 屈肌支持带(腕横韧带)受限
- 骨间膜压痛点伴筋膜受限

- 腕骨：月骨和头状骨向前移位

注意：

排除颈椎神经根病变和胸廓出口综合征。

治　疗

两分钟治疗

- 上肢——屈肌支持带：肌筋膜松解术

五分钟治疗

- 上肢——腕骨：肌肉能量技术,高速低幅技术
- 胸部——高速低幅技术

拓展治疗

- 颈部——C5～T1：协调位放松术,肌筋膜松解术和/或高速低幅技术
- 胸部——协调位放松术,肌筋膜松解术和/或肌肉能量技术
- 上肢——骨间膜：摆位放松术,肌筋膜松解术

颈椎病

 基础知识

描述

　　一种主要由退行性改变引起的颈椎椎间盘及其周围椎骨结构变化的疾病。

 生理和相关躯体功能障碍

副交感神经系统

　　不适用。

交感神经系统

- 兴奋：肌肉小动脉扩张（类胆碱能和肾上腺素 β_2），肌肉小动脉收缩（肾上腺素 α）
- T1～T5
  - 压痛点
  - 横突部软组织性状改变
  - 椎体旋转

运动神经系统

- C1～C8——神经根，脊柱副神经（CN XI）：肩胛提肌、头长肌、颈长肌、斜角肌、颊肌、胸锁乳突肌、头直肌
  - 压痛点
  - 颈部组织质地改变
  - 椎体旋转

 其他躯体功能障碍

- 斜角肌紧张、压痛、运动受限
- 第1、第2肋吸气功能障碍
- 锁骨功能障碍

- 胸小肌紧张、压痛、运动受限
- 肩胛提肌紧张、压痛、运动受限
- 菱形肌紧张、压痛、运动受限
- 大圆肌、小圆肌、背阔肌压痛和紧张（腋后区域）

治　疗

🕑 两分钟治疗

- 头部——OA 松解
- 第 1、第 2 肋——协调位放松术

🕔 五分钟治疗

- 颈部——协调位放松术和/或肌筋膜松解术

🕐 拓展治疗

- 胸部——肌肉能量技术，协调位放松术和/或肌筋膜松解术
- 上肢——胸小肌：摆位放松术，肌肉能量技术
- 颈部——斜角肌：肌肉能量技术，摆位放松术
- 第 1、第 2 肋——肌肉能量技术，高速低幅技术
- 上肢——肩胛提肌：摆位放松术，肌肉能量技术
- 上肢——菱形肌：摆位放松术，肌肉能量技术
- 上肢——锁骨：肌筋膜松解术，肌肉能量技术
- 上肢——腋后区域压痛点和紧张：摆位放松术

胆囊炎

 基础知识

描述

胆囊的炎症。

 生理和相关躯体功能障碍

副交感神经系统

- 兴奋：胆囊和胆管收缩
- 迷走神经
  - OA, AA, C2
    - 压痛点
    - 颈部软组织性状改变
    - 椎体旋转
  - 枕乳缝和寰枕关节紧张

交感神经系统

- 兴奋：胆囊和胆管松弛
- T5～T9
  - 压痛点
  - 横突部软组织性状改变
  - 椎体旋转
- 腹腔神经节受限

运动神经系统

- C3～C5(膈神经,膈肌受刺激引起的功能障碍)
  - 压痛点
  - 颈部软组织性状改变
  - 椎体旋转

🦴 其他躯体功能障碍

- 膈肌：膈肌粗大运动及膈肌附着处受限
- 肌肉僵硬所致的中、下肋骨功能障碍
- 腹腔神经节受限
- 左胸导管筋膜受限
- 乳糜池筋膜受限

治 疗

② 两分钟治疗

- 胸部——坐位肌肉能量技术

⑤ 五分钟治疗

- 肋骨功能障碍——肌肉能量技术
- 腹部——腹腔神经节：肌筋膜松解术
- 肋骨提升

⟳ 拓展治疗

- 头部——迷走神经：OA 松解
- 颈部——C2、C3～C5：肌筋膜松解术，协调位放松术和/或高速低幅技术
- 胸部——T5～T9：肌筋膜松解术和/或高速低幅技术
- 腹部——乳糜池和胸导管（淋巴引流技术）
- 腹部——膈肌附着点（肋缘，T12/L1，剑突）：肌筋膜松解术
- 腹部——膈肌：拱顶技术
- 腹部——肝泵
- 腹部和其他内脏躯体——胆囊和肝 Chapman 反射点

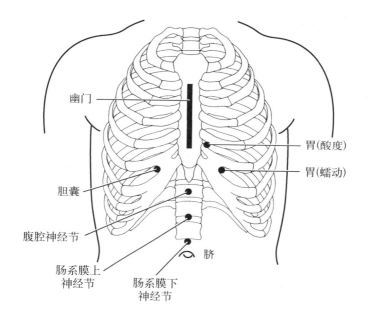

幽门

胃(酸度)

胃(蠕动)

胆囊

腹腔神经节

肠系膜上
神经节

肠系膜下
神经节

脐

慢性咳嗽

 基础知识

描述

咳嗽是伴发于感染、胃食管反流、过敏或气道反应性疾病的一种常见的顽固性症状。

 生理和相关躯体功能障碍

副交感神经系统

- 兴奋：分泌物增加，细支气管相对收缩
- 面神经（CN Ⅶ）
- 迷走神经
  - OA，AA，C2
    - 压痛点
    - 颈部软组织性状改变
    - 椎体旋转
  - 枕乳缝和寰枕关节紧张

交感神经系统

- 兴奋：分泌物减少，细支气管扩张
- T2～T7
  - 压痛点
  - 横突部软组织性状改变
  - 椎体旋转

 其他躯体功能障碍

- 胸锁乳突肌：压痛和紧张
- 斜角肌：压痛和紧张
- 颈前部压痛

- 颈前部筋膜受限
- 肋骨功能障碍
- 胸廓出口功能障碍
- 胸腹膈肌功能障碍
- 颅骨功能障碍

治 疗

两分钟治疗

- 颈部——颈前筋膜：肌筋膜松解术

五分钟治疗

- 颈部——肌肉能量技术，高速低幅技术
- 胸部——高速低幅技术

拓展治疗

- 颈部——摆位放松术，协调位放松术和/或肌筋膜松解术
- 胸部——胸廓出口松解：肌筋膜松解术或肌肉能量技术
- 膈肌
  - 膈肌拱顶技术
  - 胸腰结合部：协调位放松术、肌肉能量技术、肌筋膜松解术、高速低幅技术
- 头部——OA 松解
- 肋骨功能障碍——肌肉能量技术或高速低幅技术

慢性阻塞性肺疾病

 基础知识

描述

用于描述肺气肿（肺泡间隔破坏）和慢性支气管炎（黏液分泌增加和慢性咳嗽），其特征是使用支气管扩张剂不能完全缓解的通气减少。

 生理和相关躯体功能障碍

副交感神经系统

- 兴奋：分泌物增加，细支气管相对收缩
- 迷走神经
  - OA，AA，C2
    - 压痛点
    - 颈部软组织性状改变

交感神经系统

- 兴奋：分泌物减少，细支气管扩张
  - T2～T7
    - 压痛点
    - 横突部软组织性状改变
    - 椎体旋转

运动神经系统

- C3～C5（膈神经，短缩或过度使用）
  - 压痛点
  - 颈部软组织性状改变
  - 椎体旋转

 其他躯体功能障碍

- 斜角肌紧张和压痛

- 胸锁乳突肌紧张和压痛
- 胸小肌紧张和压痛
- 前锯肌紧张和压痛
- 吸气型肋骨功能障碍
- 胸廓入口隔膜功能障碍
- 膈肌平坦伴随活动减少

治　疗

两分钟治疗

- 头部——松解 OA
- 颈部——肌筋膜松解术
- 胸部——肌筋膜松解术

五分钟治疗

- 胸部——肌肉能量技术或高速低幅技术
- 肋骨——肌肉能量技术或高速低幅技术
- 腹部——膈肌：膈肌拱顶技术

拓展治疗

- 胸腰部——肌筋膜松解术和肌肉能量技术
- 颈部——肌肉能量技术、高速低幅技术或协调位放松术
- 颈部——斜角肌：摆位放松术、肌筋膜松解术或肌肉能量技术
- 颈部——胸锁乳突肌：摆位放松术、肌筋膜松解术或肌肉能量技术
- 上肢——胸小肌：摆位放松术、肌筋膜松解术或肌肉能量技术
- 胸部——前锯肌：摆位放松术、肌筋膜松解术或肌肉能量技术
- 胸廓入口——肌筋膜松解术
- 腹部和其他内脏躯体——肺 Chapman 反射点

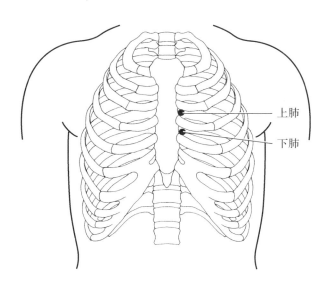

上肺

下肺

肠绞痛

 基础知识

描述

　　以儿童难以安抚、睡眠和饮食不安、易激惹为特征,出现胃部过度胀气和其他不适症状。需要注意鉴别诊断和排除其他疾病。

 生理和相关躯体功能障碍

副交感神经系统
- 兴奋:分泌物增加,细支气管相对收缩,胃肠蠕动增加
- 面神经(CN Ⅶ)
- 迷走神经
  - OA,AA,C2
    - 压痛点
    - 颈部软组织性状改变
    - 椎体旋转
  - 枕乳缝和寰枕关节紧张

交感神经系统
- 兴奋:分泌物减少,细支气管扩张,胃肠蠕动减弱
- T1～L2
  - 压痛点
  - 横突部软组织性状改变
  - 椎体旋转
- 腹腔、肠系膜上、下神经节受限

 其他躯体功能障碍

- 胸腰部功能障碍
- 膈肌及其附着处功能障碍

- 颅骨功能障碍
- 枕骨髁处紧张

治　疗

 两分钟治疗

- 胸椎和腰椎——肌筋膜松解术
- 头部——OA 松解

 五分钟治疗

- 腹部——膈肌：膈肌拱顶技术
- 骶骨——骶骨松解

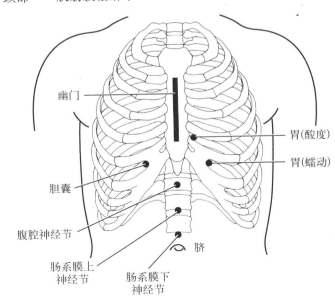 **拓展治疗**

- 颈部——肌筋膜松解术

幽门

胃(酸度)

胃(蠕动)

胆囊

腹腔神经节

脐

肠系膜上
神经节

肠系膜下
神经节

- 腹部——神经节受限：肌筋膜松解术
- 头部——颅骨功能障碍
  - 第四脑室掌控
  - 拱形掌控
- 枕髁松解

普通感冒

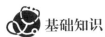 **基础知识**

描述

由呼吸系统病毒感染所引起的鼻腔和上呼吸道炎症。

 生理和相关躯体功能障碍

副交感神经系统

- 兴奋：鼻、泪腺和下颌下腺分泌物显著增加
- 面神经(CN Ⅶ)，舌咽神经（CN Ⅸ）：颅骨功能障碍
- 迷走神经(CN Ⅹ)
  - OA，AA，C2
    - 压痛点
    - 颈部软组织性状改变
    - 椎体旋转
  - 枕乳缝和寰枕关节紧张

交感神经系统

- 兴奋：鼻、泪腺和下颌下腺的血管收缩和分泌物减少
- T1～T7
  - 压痛点
  - 横突部软组织性状改变
  - 椎体旋转

运动神经系统

- C3～C5（膈神经，受邻近肺组织的刺激）
  - 压痛点
  - 颈部软组织性状改变
  - 椎体旋转
- 眼球运动(CN Ⅲ，CN Ⅶ，CN Ⅸ，CN Ⅹ)：颅骨功能障碍

其他躯体功能障碍

- 咽鼓管功能障碍
- 颅骨功能障碍
- 淋巴结的淋巴阻塞：耳前淋巴结、耳后淋巴结、颌下淋巴结、颏下淋巴结、锁骨上淋巴结
- 颈部到胸骨前筋膜受限伴疼痛
- 肋骨功能障碍

治　疗

 两分钟治疗

- 头部——耳周淋巴引流技术
- 头部——眼神经（CN Ⅴ 的第 1 支），上颌神经（CN Ⅴ 的第 2 支），下颌神经（CN Ⅴ 的第 3 支）：神经刺激
- 头部——GALBREATH 技术（下颌引流）

五分钟治疗

- 头部——蝶腭神经节刺激
- 头部——颈部（OA，AA，C2）：肌筋膜松解术，协调位放松术或高速低幅技术
- 头部——MUNCIE 技术
- 头部——鼻根分推

拓展治疗

- 胸部——左胸导管：淋巴引流技术
- 头部——迷走神经：OA 松解
- 颈部——颈前部：肌筋膜松解术
- 腹部和其他躯体部位——胸骨：摆位放松术、肌筋膜松解术
- 胸部——肌肉能量技术，肌筋膜松解术和/或高速低幅技术
- 肋骨功能障碍——肌肉能量技术

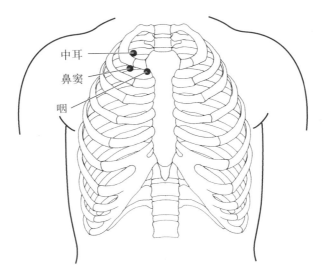

中耳

鼻窦

咽

- 肋骨提升
- 腹部——膈肌
  - 膈肌拱顶技术
  - 胸腰结合部——肌肉能量技术、肌筋膜松解术、高速低幅技术
- 腹部和其他内脏躯体——耳和/或鼻窦 Chapman 反射点

复杂性区域疼痛综合征
（反射性交感神经系统营养不良）

 基础知识

描述

由一个或多个肢体交感神经过度兴奋引发的复杂症状和体征，以疼痛、红斑和水肿为特征。常见于患肢创伤后，典型的如肢体挤压损伤，也可见于术后或其他损伤。

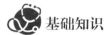 **生理和相关躯体功能障碍**

副交感神经系统

不适用。无法对抗四肢的交感神经兴奋是本病进展的关键。

交感神经系统

- 兴奋：肌肉小动脉扩张（胆碱能和肾上腺素能 β_2），肌肉小动脉收缩（肾上腺素 α）
- T5～T7：上肢
  - 压痛点
  - 横突部软组织性状改变
  - 椎体旋转
- T10～L2：下肢
  - 压痛点
  - 横突部软组织性状改变
  - 椎体旋转

运动神经系统

- C4～T1：神经根，上肢
  - 压痛点
  - 颈部软组织性状改变
  - 椎体旋转

- L1～S3：下肢
  - 压痛点
  - 横突部软组织性状改变
  - 椎体旋转

🐎 其他躯体功能障碍

- 上下肢淋巴水肿和筋膜紧张
- 代偿的减痛步态、非本病直接影响部位的局部过度使用综合征

治　疗

② 两分钟治疗

- 胸部——肌肉能量技术
- 腰部——肌肉能量技术

⑤ 五分钟治疗

- 颈部——肌肉能量技术,协调位放松术,肌筋膜松解术或高速低幅技术
- 胸部——协调位放松术,肌筋膜松解术或高速低幅技术
- 腰部——协调位放松术,肌筋膜松解术或高速低幅技术
- 骶骨——肌肉能量技术

🌿 拓展治疗

- 上肢——肌筋膜松解术、淋巴引流技术
- 下肢——肌筋膜松解术、淋巴引流技术
- 肋骨提升

充血性心力衰竭

 基础知识

描述

　　一种血液供应无法满足人体代谢需求的心脏泵血功能障碍。

 生理和相关躯体功能障碍

副交感神经系统

- 兴奋：心动过缓
- 迷走神经
  - OA，AA，C2
    - 压痛点
    - 颈部软组织性状改变
    - 椎体旋转
  - 枕乳缝和寰枕关节紧张

交感神经系统

- 兴奋：心动过速
- T1～T5
  - 压痛点
  - 横突部软组织性状改变
  - 椎体旋转

运动神经系统

- C3～C5（膈神经，受邻近肺脏的刺激）
  - 压痛点
  - 颈部软组织性状改变
  - 椎体旋转

 其他躯体功能障碍

- 肢体重力性水肿

- 肋骨功能障碍
- 膈肌平坦
- 斜角肌紧张和压痛
- 胸小肌紧张和压痛

治　疗

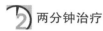 **两分钟治疗**

- 下肢——足泵

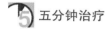 **五分钟治疗**

- 肋骨提升

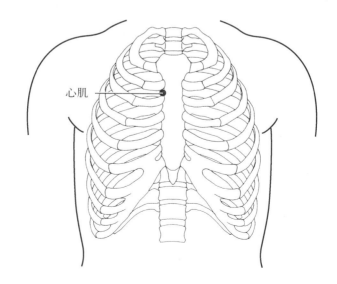 **拓展治疗**

- 头部——迷走神经：OA 松解或 V 形扩展
- 头部——颅骨节律性脉冲降低：第四脑室掌控

心肌

- 腹部——膈肌
  - 膈肌拱顶技术
  - 胸腰交界处：肌肉能量技术、肌筋膜松解术、高速低幅技术
- 胸部——肌筋膜松解术
- 肋骨功能障碍——肌肉能量技术
- 颈部——C2,C3～C5：肌筋膜松解术，肌肉能量技术和/或协调位放松术
- 下肢和上肢——轻抚法
- 颈部——斜角肌：摆位放松术或肌肉能量技术
- 上肢——胸小肌：摆位放松术或肌筋膜松解术
- 腹部和其他内脏躯体——心 Chapman 反射点

便 秘

 基础知识

描述

肠蠕动不完全或频率不足所致的排便困难。

 生理和相关躯体功能障碍

副交感神经系统

- 兴奋：肠蠕动增加
- 迷走神经
  - OA，AA，C2
    - 压痛点
    - 颈部软组织性状改变
    - 椎体旋转
  - 枕乳缝和寰枕关节紧张
- 盆腔内脏
  - 骶骨功能障碍
  - 髂骨功能障碍

交感神经系统

- 兴奋：肠蠕动减弱
- T5~L2
  - 压痛点
  - 横突部软组织性状改变
  - 椎体旋转
- 肠系膜上、下神经节
  - 筋膜受限

 其他躯体功能障碍

- 胸腹膈肌功能障碍

- 盆腔膈膜功能障碍

治　疗

② 两分钟治疗

- 骶部——骶骨（矢状位）摇动
- 腹部——附属神经节松解

⑤ 五分钟治疗

- 头部——OA 松解
- 腹部——肠系膜提升

拓展治疗

- 颈部——AA, C2：协调位放松术或高速低幅技术
- 肋骨提升
- 胸部——肌肉能量技术或高速低幅技术
- 腰部——肌肉能量技术或高速低幅技术
- 髂骨——肌肉能量技术
- 骶骨功能障碍——肌肉能量技术
- 髂骨——坐骨直肠窝：肌筋膜松解术
- 腹部和其他内脏躯体——腹部及下肢前部的 Chapman 反射点

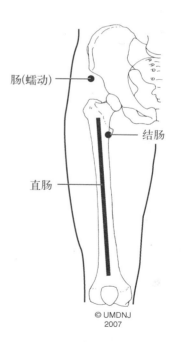

肠(蠕动)

结肠

直肠

© UMDNJ
2007

肋软骨炎

 基础知识

描述

发生在胸骨缘或肋软骨交界处的肌肉骨骼系统疼痛。可因炎症、外伤，包括胸骨切开术所致。

 生理和相关躯体功能障碍

副交感神经系统

不适用。

交感神经系统

不适用。

运动神经系统

C3～C5（膈神经，短缩或过度使用）。

 其他躯体功能障碍

- 肋骨功能障碍
- 胸骨功能障碍
- 锁骨功能障碍
- 斜角肌紧张和压痛
- 胸锁乳突肌紧张和压痛
- 胸小肌紧张和压痛
- 胸大肌紧张和压痛
- 前锯肌紧张和压痛
- 胸廓入口横隔功能障碍
- 胸腹膈肌功能障碍
- 胸骨缘或肋软骨交界处压痛

治 疗

两分钟治疗

- 肋骨——肌肉能量技术
- 胸部——肌筋膜松解术

五分钟治疗

- 胸骨——肌筋膜松解术
- 胸部——肌肉能量技术或高速低幅技术

拓展治疗

- 颈部——斜角肌：摆位放松术，肌筋膜松解术或肌肉能量技术
- 颈部——胸锁乳突肌：摆位放松术，肌筋膜松解术或肌肉能量技术
- 上肢——胸小肌：摆位放松术，肌筋膜松解术或肌肉能量技术
- 上肢——胸大肌：摆位放松术，肌筋膜松解术或肌肉能量技术
- 上肢——前锯肌：摆位放松术，肌筋膜松解术或肌肉能量技术
- 上肢——锁骨：肌肉能量技术
- 腹部膈膜——膈肌拱顶技术
- 胸腰椎——肌筋膜松解术和肌肉能量技术
- 颈部——肌筋膜松解术，肌肉能量技术，高速低幅技术或协调位放松术
- 胸部——胸廓入口：肌筋膜松解术

抑郁症

 基础知识

描述

　　以情绪不稳、兴致低下、食欲和睡眠改变为特点的情绪障碍。常伴有躯体不适和慢性疾病,特别是慢性疼痛。由于5-羟色胺对内脏和中枢神经系统的影响,患者也常出现胃肠道症状。

 生理及相关躯体功能障碍

副交感神经系统

- 兴奋:胃酸分泌减少,胃肠蠕动减少和恶心
- 迷走神经
  - OA,AA,C2
    - 压痛点
    - 颈部软组织性状改变
    - 椎体旋转
- 枕乳缝及寰枕关节紧张
- 盆腔内脏神经
  - S2～S5 压痛
    - 骶骨功能障碍

交感神经系统

- T1～S2
  - 压痛点
  - 横突部软组织性状改变
  - 椎体旋转
- 腹腔神经节:筋膜受限
- 肠系膜上神经节:筋膜受限
- 肠系膜下神经节:筋膜受限

其他躯体功能障碍

- 腹部不适及躯体功能障碍
- 盆腔疼痛及躯体功能障碍
- 姿势不良导致的代偿性改变
- 寻找影响额叶功能的颅骨功能障碍（例如,前额紧张,面部骨骼功能障碍）

治 疗

两分钟治疗

- 头部——OA 松解
- 肋骨提升

五分钟治疗

- 颈部——肌筋膜松解术
- 胸部——肌筋膜松解术
- 腰部——肌筋膜松解术

拓展治疗

- 头部——颅骨功能障碍
  - 拱形掌控
  - 第四脑室掌控
- 颈部——肌肉能量技术,肌筋膜松解术和/或高速低幅技术
- 胸部——肌肉能量技术,肌筋膜松解术和/或高速低幅技术
- 腰部——肌肉能量技术,肌筋膜松解术和/或高速低幅技术
- 髂骨——肌肉能量技术
- 骶骨——肌肉能量技术
- 腹部和其他内脏躯体——位于髂胫束部 Chapman 反射点
- 腹部和其他内脏躯体——神经节治疗:肌筋膜松解术

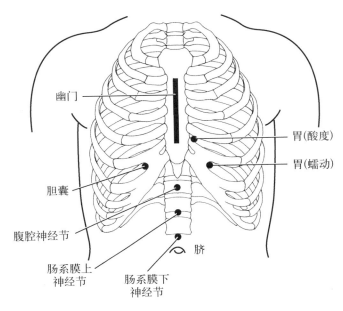

幽门

胃(酸度)

胃(蠕动)

胆囊

腹腔神经节

脐

肠系膜上
神经节

肠系膜下
神经节

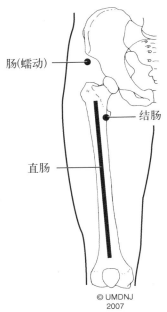

肠(蠕动)

结肠

直肠

腹　泻

 基础知识

描述

　　肠蠕动的异常增加,排泄物增多。可能与肠功能紊乱、炎症或传染性病因有关。

 生理和相关躯体功能障碍

副交感神经系统

- 兴奋: 肠蠕动增加
- 迷走神经
  - OA, AA, C2
    - 压痛点
    - 颈部软组织性状改变
    - 椎体旋转
  - 枕乳缝及寰枕关节紧张
- 骨盆内脏 S2～S4
  - 骶骨功能障碍

交感神经系统

- 兴奋: 肠蠕动减弱
- T5～L2
  - 压痛点
  - 横突部软组织性状改变
  - 椎体旋转
- 腹腔神经节: 筋膜受限
- 肠系膜上神经节: 筋膜受限
- 肠系膜下神经节: 筋膜受限

🐴 其他躯体功能障碍

- 相关肋骨功能障碍
- 胸腹隔膜功能障碍
- 骨盆隔膜功能障碍

治 疗

2 两分钟治疗

- 胸部——肌筋膜松解术
- 腰部——肌筋膜松解术

5 五分钟治疗

- 胸部——肌肉能量技术或高速低幅技术
- 腰部——肌肉能量技术或高速低幅技术
- 腹部——侧副神经节松解
- 头部——OA 松解

⏰ 拓展治疗

- 头部——V 形扩展
- 颈部——协调位放松术和/或高速低幅技术
- 肋骨——肌肉能量技术或高速低幅技术
- 肋骨提升
- 骶骨——肌肉能量技术
- 髂骨——肌肉能量技术
- 腹部和其他内脏躯体——Chapman 反射点

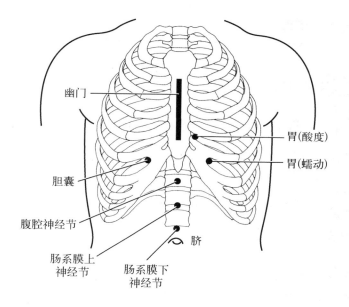

幽门

胃(酸度)

胃(蠕动)

胆囊

腹腔神经节

肠系膜上
神经节

肠系膜下
神经节

脐

掌腱膜挛缩

 基础知识

描述

无痛的手指屈曲挛缩；手掌上可触摸到屈肌肌腱病变与短缩，经常肉眼可见到肌腱挛缩；可能与扳机指有关。

 生理和相关躯体功能障碍

副交感神经系统

不适用。

交感神经系统

- 兴奋：肌肉小动脉扩张（类胆碱和肾上腺素 β_2），肌肉小动脉收缩（肾上腺素 α）
- T5～T7
  - 压痛点
  - 横突部软组织性状改变
  - 椎体旋转

运动神经系统

- 正中神经（C8～T1）：指浅屈肌
- 正中神经（C7～C8）：指深屈肌（第二指和第三指）
- 尺神经（C7～T1）：指深屈肌（第四指和第五指）

其他躯体功能障碍

- 屈肌支持带（腕横韧带）
- 腕骨
- 前臂骨间膜：筋膜受限、紧张
- 肘关节功能障碍（如肱骨内上髁炎）

治 疗

2 两分钟治疗

- 上肢
  - 骨间膜和前臂屈肌,包括掌腱膜:肌筋膜松解术

5 五分钟治疗

- 上肢
  - 屈肌支持带:肌筋膜松解术
- 胸部——肌肉能量技术

拓展治疗

- 颈部
  - C7~C8:协调位放松术,肌筋膜松解术和/或高速低幅技术
- 胸部——协调位放松术,肌筋膜松解术和/或高速低幅技术
- 上肢
  - 腕骨:摆位放松术,肌肉能量技术和/或高速低幅技术
- 上肢
  - 手掌,肘部和前臂治疗:摆位放松术,肌肉能量技术或高速低幅技术

痛　经

 基础知识

描述

月经时疼痛。

 生理和相关躯体功能障碍

副交感神经系统

- 兴奋：子宫血管舒张
- 盆腔内脏神经 S2～S4
  - 骶骨扭转
  - 骶骨运动减少
  - 骶髂关节疼痛

交感神经系统

- 兴奋：子宫血管收缩
- T10～L2
  - 压痛点
  - 横突部软组织性状改变
  - 椎体旋转
- 肠系膜上神经节：筋膜受限
- 肠系膜下神经节：筋膜受限

 其他躯体功能障碍

- 坐骨直肠窝受限
- 髂骨功能障碍
- 呼吸膈肌及其附着处受限

治　疗

▶ 两分钟治疗

- 骶骨基底抑制
- 骶骨（矢状位）摇动

▶ 五分钟治疗

- 骶骨功能障碍——肌肉能量技术
- 髂骨障碍——肌肉能量技术

▶ 拓展治疗

- 腹部和其他躯体部位
  - 乳糜池：淋巴治疗
- 髂骨
  - 坐骨直肠窝：肌筋膜松解术
- 下肢——足泵
- 腹部和其他躯体部位
  - 膈肌：膈肌拱顶技术
- 头——颅骨损伤模式（与骶骨一致）
  - 拱形掌控
  - 第四脑室掌控
- 胸部——肌肉能量技术，肌筋膜松解术和/或高速低幅技术
- 腰部——肌肉能量技术，肌筋膜松解术和/或高速低幅技术
- 腹部和其他躯体部位
  - 神经节受限：肌筋膜松解术
- 腹部和其他内脏躯体——卵巢和子宫 Chapman 反射点

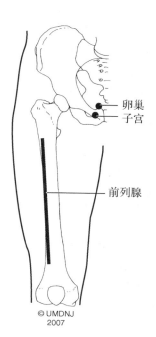

卵巢
子宫

前列腺

© UMDNJ
2007

性交疼痛

 基础知识

描述

性交时骨盆疼痛。躯体症状通常伴有紧张、焦虑或其他情绪障碍。躯体功能障碍可能与创伤、分娩和手术有关。可能并发有妇科疾病（如子宫内膜异位症）和胃肠道疾病（如肠易激综合征、肠道炎症性疾病）。

 生理和相关躯体功能障碍

副交感神经系统

- 兴奋：血管舒张
- 盆腔内脏神经 S4
  - 骶骨功能障碍
  - 骶骨运动减少
  - 骶髂关节疼痛

交感神经系统

- 兴奋：血管收缩
- T10～L2
  - 压痛点
  - 横突部软组织性状改变
  - 椎体旋转
- 肠系膜上神经节：筋膜受限
- 肠系膜下神经节：筋膜受限

运动神经系统

- 盆底肌
- S2～S4：阴部神经
  - 压痛点
  - 软组织性状改变

– 骶骨功能障碍

 其他躯体功能障碍

- 骨盆横隔功能障碍
- 髂骨功能障碍
- 呼吸膈肌及其附着处受限
- 腹部躯体功能障碍,包括肠系膜下神经节

治 疗

 两分钟治疗

- 腰椎功能障碍——肌肉能量技术
- 髂骨功能障碍——肌肉能量技术
- 骶骨功能障碍——肌肉能量技术

五分钟治疗

- 胸腹横隔——膈肌拱顶
- 髂骨——坐骨直肠窝:肌筋膜松解术

拓展治疗

- 骶骨(矢状位)摇动
- 胸部——肌肉能量技术,肌筋膜松解术和/或高速低幅技术
- 腰部——肌肉能量技术,肌筋膜松解术和/或高速低幅技术
- 头部——颅骨损伤模式(与骶骨一致)
  - 拱形掌控
  - 第四脑室掌控
- 腹部和其他躯体部位——神经节受限:肌筋膜松解术
- 腹部和其他内脏躯体——如果胃肠道或盆腔脏器发现异常,Chapman 反射点

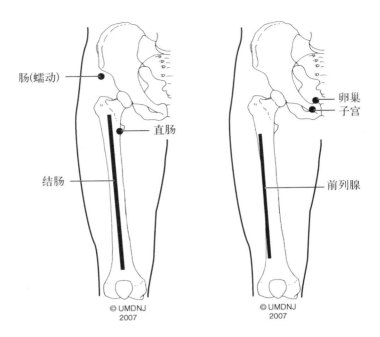

肠(蠕动) ——

直肠

结肠 ——

卵巢
子宫

前列腺

© UMDNJ
2007

© UMDNJ
2007

吞咽困难

 基础知识

描述

吞咽时困难,并常伴有疼痛。

 生理和相关的躯体功能障碍

副交感神经系统

- 迷走神经(CN Ⅹ)
- OA,AA,C2
  - 压痛点
  - 颈部软组织性状改变
  - 椎体旋转
- 枕乳缝及寰枕关节紧张

交感神经系统

- T1~T4:头和颈部
- T5~T10:胃肠道上部
  - 压痛点
  - 横突部软组织性状改变
  - 椎体旋转
- 腹腔神经节受限

运动神经系统

- C3~C5(膈神经)
  - 压痛点
  - 颈部软组织性状改变
  - 椎体旋转

 其他躯体功能障碍

- 颈前筋膜受限

- 呼吸膈肌及其附着处活动受限
- 舌咽神经(CN Ⅸ)和副神经(CN Ⅺ)相关的颅骨功能障碍

治　疗

两分钟治疗

- 头部——迷走神经：OA 松解
- 颈部——颈前部：肌筋膜松解术

五分钟治疗

- 颈部——肌肉能量技术，肌筋膜松解术，协调位放松术和/或高速低幅技术
- 胸部——肌筋膜松解术和/或高速低幅技术

拓展治疗

- 腹部和其他躯体部位——腹腔神经节：肌筋膜松解术

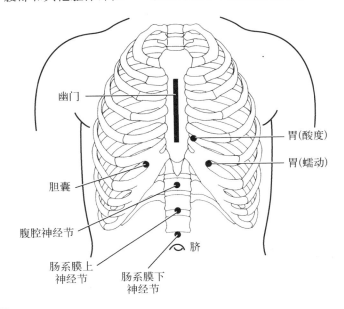

- 腹部和其他躯体部位——膈肌附着处（肋缘、T12/L1、剑突）：肌筋膜松解术
- 腹部和其他躯体部位——膈肌拱顶技术
- 头部——颅骨损伤：拱形掌控
- 腹部和其他内脏躯体——胃部 Chapman 反射点

呕　吐

 基础知识

描述

　　呕吐是一种疾病的伴随症状,可能与胃肠炎、妊娠、胃食管反流病、胆囊炎、眩晕及其他疾病相关。

 生理和相关的躯体功能障碍

副交感神经系统

- 迷走神经
  - OA,AA,C2
    - 压痛点
    - 颈部软组织性状改变
    - 椎体旋转
- 枕乳缝及寰枕关节紧张

交感神经系统

- T5～T10
  - 压痛点
  - 横突部软组织性状改变
  - 椎体旋转
- 腹腔神经节受限

运动神经系统

- C3～C5(膈神经,受临近胃的刺激)
  - 压痛点
  - 颈部软组织性状改变
  - 椎体旋转

 其他躯体功能障碍

- 其他颅骨功能障碍

- 呼吸膈肌及其附着处活动受限
- 其他胃肠道的 Chapman 反射点

治　疗

② 两分钟治疗

- 头部——迷走神经：OA 松解
- 腹部和其他内脏躯体——胃和食管 Chapman 反射点
- 左第 5 和第 6 肋间隙近胸骨处,胸骨中线

⑤ 五分钟治疗

- 腹腔和其他躯体部位——腹腔神经节：肌筋膜松解术
- 胸部坐位肌肉能量技术

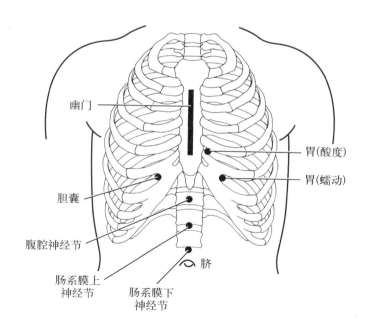

幽门

胃(酸度)

胃(蠕动)

胆囊

腹腔神经节

脐

肠系膜上
神经节

肠系膜下
神经节

- 颈部——C2,C3～C5：肌筋膜松解术,协调位放松术和/或高速低幅技术
- 胸部——T5～T10：肌筋膜松解术和/或高速低幅技术
- 腹部和其他躯体部位——膈肌附着处(肋缘、T12/L1、剑突)：肌筋膜松解术
- 腹部和其他躯体部位——膈肌：膈肌拱顶技术

肱骨髁上炎

 基础知识

描述

肱骨内上髁炎(高尔夫球肘)是手和腕的浅屈肌,及旋前圆肌附着处疼痛的炎症性疾病;肱骨外上髁炎(网球肘)是手和腕的伸肌,及旋后肌附着处疼痛的炎症性疾病。

 生理及相关躯体功能障碍

副交感神经系统

不适用。

交感神经系统

- 兴奋:肌肉小动脉扩张(胆碱能和肾上腺素能 β_2),肌肉小动脉收缩(肾上腺素 α)
- T1~T5
  - 压痛点
  - 横突部软组织性状改变
  - 椎体旋转

运动神经系统

- 内上髁
  - 正中神经:(C6~C7)旋前圆肌,(C8~T1)指浅屈肌,(C7~C8)掌长肌
  - 尺神经:(C7~T1)尺侧腕屈肌
    ○ 肌肉压痛和紧张
- 外上髁
  - 桡神经:(C7~C8)桡侧腕短伸肌,(C7~C8)指伸肌,(C7~C8)小指伸肌,(C6~C7)旋后肌
  ○ 肌肉压痛点和紧张

其他躯体功能障碍

- 前臂骨间膜筋膜受限
- 肘关节功能障碍

治疗——肱骨内上髁炎

两分钟治疗

- 上肢——骨间膜和前臂屈肌：肌筋膜松解术

五分钟治疗

- 上肢——肘、前臂旋前功能障碍,尺骨功能障碍：肌肉能量技术,高速低幅技术
- 颈部——协调位放松术,肌筋膜松解术和/或高速低幅技术

拓展治疗

- 胸部——肌肉能量技术,协调位放松术,肌筋膜松解术和/或高速低幅技术
- 上肢——对前臂压痛点进行摆位放松术

治疗——肱骨外上髁炎

两分钟治疗

- 上肢——骨间膜和前臂伸肌

五分钟治疗

- 上肢——肘、前臂旋后功能障碍,桡骨头功能障碍：肌筋膜松解术,高速低幅技术
- 颈部——协调位放松术,肌筋膜松解术和/或高速低幅技术

拓展治疗

- 胸部——肌肉能量技术,协调位放松术,肌筋膜松解术和/或高速低幅技术
- 上肢——对前臂压痛点进行摆位放松术

勃起功能障碍

 基础知识

描述

 通常指性生活过程中阴茎勃起不坚的一种功能障碍。

 生理和相关躯体功能的障碍

副交感神经系统

- 兴奋：血管扩张，充血勃起
- 盆腔内脏神经
- S2～S4
  - 骶骨扭转
  - 骶骨活动降低
  - 骶髂关节疼痛

交感神经系统

- 兴奋：血管收缩，射精
- T11～L2
  - 压痛点
  - 横突部软组织性状改变
  - 椎体旋转

 其他躯体功能障碍

- 坐骨直肠窝处肌张力增加和活动受限
- 髂骨功能障碍
- 呼吸膈肌低平，及其附着处活动受限

治 疗

两分钟治疗

- 腰部——肌筋膜松解术
- 骶骨(矢状位)摇动

五分钟治疗

- 骶骨功能障碍——肌肉能量技术
- 髂骨功能障碍——肌肉能量技术

拓展治疗

- 胸部——肌肉能量技术,肌筋膜松解术和/或高速低幅技术
- 腰部——肌肉能量技术,肌筋膜松解术和/或高速低幅技术
- 髂骨——坐骨直肠窝:肌筋膜松解术
- 足泵
- 腹部和其他内脏躯体——前列腺Chapman反射点

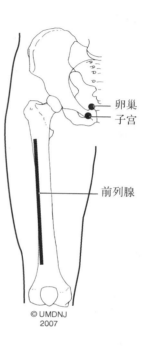

卵巢

子宫

前列腺

© UMDNJ
2007

纤维肌痛症

 基础知识

描述

一种病因不明的慢性、弥漫性疼痛综合征,在18个特定部位中有11个以上压痛点即符合诊断。许多躯体功能障碍可能会被误诊为纤维肌痛症。

 生理及相关躯体功能障碍

副交感神经系统

- 兴奋:心动过缓、胃酸分泌增加、恶心、呕吐、腹泻
- 迷走神经(CN X)
  - OA,AA,C2
    - 压痛点
    - 颈部软组织性状改变
    - 椎体旋转
  - 枕乳缝及寰枕关节紧张

交感神经系统

- 兴奋:心动过速、便秘、对酸的敏感性增加
- T1~T4 或 T5~L2
  - 压痛点
  - 横突部软组织性状改变
  - 椎体旋转
- 腹腔神经节:筋膜受限
- 肠系膜上神经节:筋膜受限
- 肠系膜下神经节:筋膜受限

运动神经系统

- C2~C8(肩胛提肌、斜角肌;刺激与焦虑和压力有关)
  - 压痛点

- 颈部软组织性状改变
- 椎体旋转

 其他躯体功能障碍

- 诊断压痛点（双侧共 18 个点）
  - 枕骨下肌止点
  - C5～C7 横突间隙的前面
  - 斜方肌上缘中点
  - 冈上肌的起点，肩胛棘上方近内侧缘
  - 第 2 肋骨与软骨交界处
  - 肱骨外上髁远端 2 cm
  - 臀部外上象限，臀肌前皱襞处
  - 大粗隆后方
  - 膝内侧脂肪垫，关节折皱线的近侧
- 第 1、第 2 肋骨吸气功能障碍
- 颅骨功能障碍

治 疗

 两分钟治疗

- 头部——OA 松解

 五分钟治疗

- 头部——前额提升
- 颈部——协调位放松术
- 肋骨——对吸气功能障碍患者的第 1 肋及第 2 肋实施协调位放松术

 拓展治疗

- 颈部——肌筋膜松解术，肌肉能量技术和/或高速低幅技术

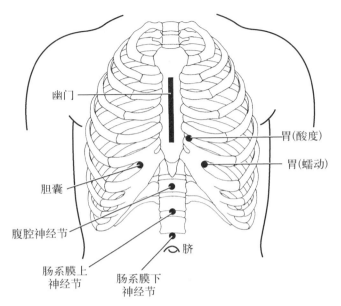

幽门

胃(酸度)

胃(蠕动)

胆囊

腹腔神经节

脐

肠系膜上
神经节

肠系膜下
神经节

- 胸部——肌筋膜松解术,肌肉能
  量技术和/或高速低幅技术
- 腰部——肌筋膜松解术,肌肉能
  量技术和/或高速低幅技术
- 头部——颅骨损伤模式
  - 拱形掌控
  - 第四脑室掌控
- 节段性疼痛,特别是头部及颈部
  疼痛患者使用神经肌肉结构渐进
  性抑制技术
- 腹部和其他内脏躯体——髂胫束
  上的 Chapman 反射点
- 腹部和其他内脏躯体——神经节
  活动受限:肌筋膜松解术

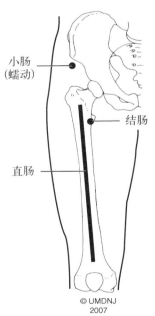

小肠
(蠕动)

结肠

直肠

© UMDNJ
2007

冻结肩

 基础知识

描述

因肩袖慢性炎症或外伤瘢痕组织造成的肩部疼痛及关节活动受限,也被认为是关节囊黏连。

 生理和相关躯体功能障碍

副交感神经系统

不适用。

交感神经系统

- 兴奋:肌肉小动脉扩张(胆碱类及肾上腺素 β_2),肌肉小动脉收缩(肾上腺素 α)
- T1~T5
  - 压痛点
  - 横突部软组织性状改变
  - 椎体旋转

运动神经系统

- 冈上肌:肩胛上神经 C5~C6
- 冈下肌:肩胛下神经和肩胛下神经 C5~C6
- 冈下肌:肩胛上神经 C5~C6
- 小圆肌:腋神经 C5~C6
  - 压痛点
  - 颈部软组织性状改变
  - 椎体旋转

 其他躯体功能障碍

- 大菱形肌、小菱形肌和与之伴行的 C7~T5 紧张

－压痛点

　　－横突部软组织性状改变

　　－椎体旋转

- 胸小肌紧张,压痛及运动受限
- 肩胛提肌紧张,压痛及运动受限
- 肱骨内上髁及外上髁压痛
- 锁骨功能障碍
- 第 1 及第 2 肋的吸气功能障碍

治　疗

两分钟治疗

- 上肢——Spencer 技术

五分钟治疗

- 上肢——胸小肌:摆位放松术,肌肉能量技术
- 胸部——肌肉能量技术

拓展治疗

- 上肢——肩胛提肌:摆位放松术,肌肉能量技术
- 颈部——协调位放松术,肌筋膜松解术和/或高速低幅技术
- 胸部——协调位放松术,肌筋膜松解术和/或高速低幅技术
- 第 1～第 2 肋——协调位放松术
- 上肢——肱骨内上髁和外上髁:摆位放松术
- 上肢——锁骨:肌筋膜松解术,肌肉能量技术

胃 炎

 基础知识

描述

胃部炎症。

 生理和相关躯体功能障碍

副交感神经系统

- 兴奋：胃酸产生及胃蠕动增加
- 迷走神经
  - OA，AA，C2
    - 压痛点
    - 横突部软组织性状改变
    - 椎体旋转
  - 枕乳缝及寰枕关节紧张

交感神经系统

- 兴奋：胃酸产生及胃蠕动减少
- T5～T10
  - 压痛点
  - 横突部软组织性状改变
  - 椎体旋转
- 腹腔神经节、肠系膜上神经节受限

运动神经系统

- C3～C5（膈神经，受邻近膈肌的刺激）
  - 压痛点
  - 颈部软组织性状改变
  - 椎体旋转

其他躯体功能障碍

- 膈肌及其附着部位受限
- 乳糜池：筋膜受限
- 左侧胸导管受限

治 疗

两分钟治疗

- 腹部和其他内脏躯体——腹腔神经节和肠系膜上神经节：肌筋膜松解术

五分钟治疗

- 胸部——坐位肌肉能量技术
- 腹部和其他内脏躯体——胃部 Chapman 反射点
  - 左侧第 5～第 6 肋间隙接近胸骨处

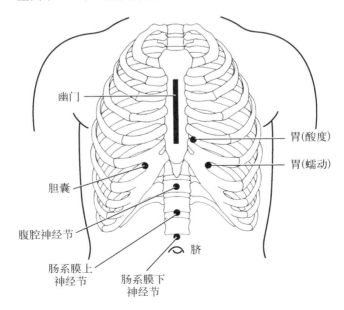

幽门

胃(酸度)

胃(蠕动)

胆囊

腹腔神经节

脐

肠系膜上神经节

肠系膜下神经节

拓展治疗

- 头部——迷走神经：OA 松解，枕乳缝 V 形扩展
- 颈椎——C2,C3～C5：协调位放松术，肌筋膜松解术和/或高速低幅技术
- 胸部——肌筋膜松解术和/或高速低幅技术
- 腹部和其他内脏躯体——左侧胸导管：淋巴管
- 腹部和其他内脏躯体——乳糜池,筋膜：淋巴管
- 腹部和其他内脏躯体——膈肌
  - 膈肌拱顶技术
  - 胸腰结合处：肌肉能量技术,肌筋膜松解术或高速低幅技术
- 腹部和其他躯体部位——肠系膜提升

胃食管反流病

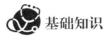 **基础知识**

描述

一种因为食管下段括约肌松弛而导致的胃内容物一过性或长期慢性进入食管的疾病。

 生理和相关躯体功能障碍

副交感神经系统

- 兴奋：胃蠕动增加
- 迷走神经
  - OA,AA,C2
    - 压痛点
    - 颈部软组织性状改变
    - 椎体旋转
  - 枕乳缝和寰枕关节紧张

交感神经系统

- 兴奋：胃蠕动减少
- T5～T10
  - 压痛点
  - 横突部软组织性状改变
  - 椎体旋转
- 腹腔神经节、肠系膜上神经节：筋膜受限

运动神经系统

- C3～C5(膈神经,受邻近膈肌的刺激)
  - 压痛点
  - 颈部软组织性状改变
  - 椎体旋转

其他躯体功能障碍

- 膈肌及其附着部位受限
- 腹腔神经节受限

治 疗

 两分钟治疗

- 胸部——坐位肌肉能量技术

五分钟治疗

- 腹部和其他躯体部位——腹腔神经节：肌筋膜松解术
- 腹部和其他内脏躯体——胃部及食管 Chapman 反射点

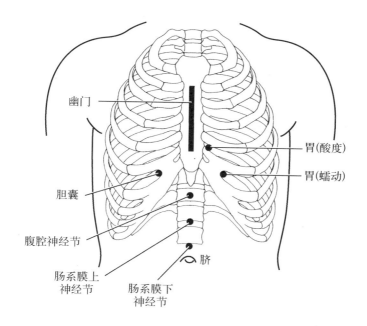

幽门

胆囊

腹腔神经节

肠系膜上
神经节

脐

肠系膜下
神经节

胃(酸度)

胃(蠕动)

拓展治疗

- 头部——迷走神经：OA 松解
- 头部——颈部：肌筋膜松解术，协调位放松术
- 胸部——肌筋膜松解术和/或高速低幅技术
- 腹部和其他躯体部位——膈肌
  - 膈肌拱顶技术
  - 胸腰结合处：肌肉能量技术，肌筋膜松解术或高速低幅技术

甲状腺肿

 基础知识

描述

　　一种可能伴有甲亢、甲减或甲状腺功能正常的甲状腺肿大。

 生理和相关躯体功能障碍

副交感神经系统

- 兴奋：T3 减少,甲状腺血流增加
- 迷走神经
  - 颅骨损伤
  - OA,AA,C2
  ○ 压痛点
  ○ 颈部软组织性状改变
  ○ 椎体旋转
  - 枕乳缝及寰枕关节紧张

交感神经系统

- 兴奋：T3 增加,甲状腺血流减少
- T1～T5 头部和颈部
  - 压痛点
  - 横突部软组织性状改变
  - 椎体旋转

 其他躯体功能障碍

- 颅骨功能障碍,尤其是：
  - 枕乳缝
  - 枕骨髁紧张

– OA 功能障碍
- 颈至胸骨前侧肌筋膜受限，并伴压痛
- 胸锁乳突肌紧张
- 斜角肌紧张
- 淋巴水肿

治 疗

两分钟治疗

- 颈部——胸锁乳突肌和斜角肌：肌筋膜松解术

五分钟治疗

- 头部——颅骨功能障碍：对受限侧枕乳缝进行 V 形扩展技术
- 头部——枕骨髁松解
- 头部——OA 松解

拓展治疗

- 头部——OA：肌肉能量技术
- 颈部——肌筋膜松解术，协调位放松术，肌肉能量技术和/或高速低幅技术
- 颈部——颈前侧：肌筋膜松解术
- 胸部——肌筋膜松解术，肌肉能量技术和/或高速低幅技术
- 上肢——锁骨和胸骨：摆位放松术或肌筋膜松解术

头　痛

 基础知识

描述

位于头顶部的疼痛,有时也放射到眼部或上颈段后部。

生理和相关躯体功能障碍

副交感神经系统

- 兴奋:瞳孔收缩,鼻腔、泪腺及下颌下腺分泌物明显增加
- 面神经(CN Ⅶ),舌咽神经(CN Ⅸ)——颅骨功能障碍
- 迷走神经
  - OA,AA,C2
    - 压痛点
    - 颈部软组织性状改变
    - 椎体旋转
  - 枕乳缝及寰枕关节紧张

交感神经系统

- 兴奋:血管收缩,鼻腔、泪腺及下颌下腺的分泌物减少,骨骼肌血流增加
- T1～T5
  - 压痛点
  - 横突部软组织性状改变
  - 椎体旋转

运动神经系统

- C2～C8(肩胛提肌,斜角肌;焦虑和紧张引起的刺激)
  - 压痛点
  - 颈部软组织性状改变
  - 椎体旋转

其他躯体功能障碍

- 肩胛提肌紧张
- 胸锁乳突肌紧张
- OA 功能障碍
- 颈椎功能障碍
- 颞颌关节功能障碍：翼内肌、二腹肌后部、舌肌和舌骨肌肌肉及筋膜受限

治 疗

两分钟治疗

- 头部——迷走神经：OA 松解
- 颈部——协调位放松术

五分钟治疗

- 颈部——肌筋膜松解术，肌肉能量技术和/或高速低幅技术
- 胸部——坐位肌肉能量技术

拓展治疗

- 头部——颅骨节律性脉冲降低：第四脑室掌控
- 头部——颞颌关节：对翼内肌和/或二腹肌后部直接抑制
- 颈部——颈前侧：肌筋膜松解术
- 胸部——肌筋膜松解术和/或高速低幅技术
- 头部——神经肌肉结构渐进性抑制技术
- 颈部——神经肌肉结构渐进性抑制技术
- 腹部和其他内脏躯体——任何头部相关疾病（如鼻窦炎、中耳炎）部 Chapman 反射点

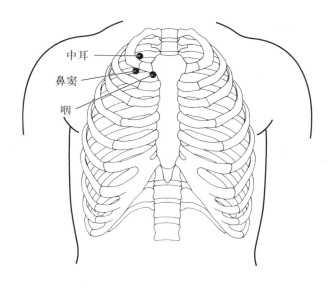

中耳

鼻窦

咽

呃 逆

 基础知识

描述

又称打嗝,是由胸腹交界处的膈肌痉挛所致。膈肌的刺激因素来自呼吸系统、消化系统及心血管系统等。

 生理和相关躯体功能障碍

副交感神经系统

不适用。

交感神经系统

不适用。

运动神经系统

- C3～C5(膈神经)
  - 压痛点
  - 颈部软组织性状改变
  - 椎体旋转

 其他躯体功能障碍

- 胸腹部膈肌
- 前斜角肌: 压痛和紧张
- 下胸部功能障碍(膈肌附着处)
- 上腰部功能障碍(膈肌附着处)
- 肋骨功能障碍

治　疗

两分钟治疗

- 颈部——抑制前斜角肌（膈神经）
- 颈部——肌筋膜松解术,协调位放松术和/或高速低幅技术

五分钟治疗

- 颈部——斜角肌：摆位放松术和/或肌肉能量技术
- 腹部和其他躯体部位——膈肌：拱顶技术

拓展治疗

- 胸部——肌筋膜松解术,肌肉能量技术和/或高速低幅技术
- 腰部——肌筋膜松解术,肌肉能量技术和/或高速低幅技术
- 肋骨功能障碍——肌肉能量技术

高血压

 基础知识

描述

　　持续的血压增高,可能是潜在心脏或肾脏疾病的一种症状,更多情况下是原发性的(原发性高血压)。医生需要对心脏、肾脏以及自主神经系统进行检查,以做出正确的治疗选择。

 生理和相关躯体功能障碍

副交感神经系统
- 兴奋:心动过缓
- 迷走神经
  - OA,AA,C2
    - 压痛点
    - 颈部软组织性状改变
    - 椎体旋转
  - 枕乳缝和寰枕关节紧张

交感神经系统
- 兴奋:心动过速、血管痉挛
- T1～T5 心脏
- T10～T11 肾脏
  - 压痛点
  - 横突部软组织性状改变
  - 椎体旋转
- 肠系膜下神经节:肾脏、肾上腺

 其他躯体功能障碍

- 淋巴循环受限造成水肿

治　疗

两分钟治疗

- 头部——迷走神经：OA 松解和/或 V 形扩展技术
- 肋骨提升

五分钟治疗

- 胸部——肌筋膜松解术，肌肉能量技术和/或高速低幅技术

拓展治疗

- 腹部和其他躯体部位——肠系膜下神经节松解
- 胸泵技术
- 上肢、下肢——轻抚法治疗淋巴阻塞
- 腹部和其他内脏躯体——心脏 Chapman 反射点
- 肾脏 Chapman 反射点

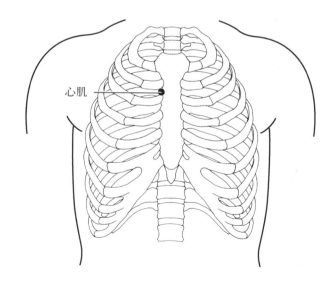

心肌

肠梗阻

 基础知识

描述

因肠内容物不能向下蠕动,肠管发生阻塞的一种疾病。

 生理和相关躯体功能障碍

副交感神经系统

- 兴奋:肠腔收缩、括约肌松弛、分泌物增加、肠蠕动加快
- 迷走神经
  - OA,AA,C2
    - 压痛点
    - 颈部软组织性状改变
    - 椎体旋转
  - 枕乳缝及寰枕关节紧张

交感神经系统

- 兴奋:肠腔松弛、括约肌收缩、分泌物减少、肠蠕动减慢
- T10～L4
  - 压痛点
  - 横突部软组织性状改变
  - 椎体旋转
- 腹腔神经节、肠系膜上神经节及肠系膜下神经节受限

其他躯体功能障碍

- 膈肌及其附着处受限
- 乳糜池:筋膜抑制
- 左侧胸导管受限
- 骶骨扭转

治 疗

两分钟治疗

- 腹部和其他躯体部位——肠系膜上神经节：肌筋膜松解术
- 胸部——肌筋膜松解术和/或肌肉能量技术

五分钟治疗

- 胸部——肌筋膜松解术和/或肌肉能量技术
- 骶部——骶骨（矢状位）摇动技术
- 肋骨提升

拓展治疗

- 肋骨提升
- 头部——迷走神经：OA 松解，枕乳缝 V 形扩展技术
- 颈部——肌筋膜松解术，协调位放松术和/或高速低幅技术
- 腹部和其他躯体部位——左侧胸导管：淋巴引流技术
- 腹部和其他躯体部位——乳糜池：筋膜松解/淋巴引流技术
- 腹部和其他躯体部位——膈肌
  - 拱顶技术
  - 胸腰结合处——肌肉能量技术，肌筋膜松解术，高速低幅技术
- 腹部和其他躯体部位——肠系膜提升技术
- 下肢——足泵
- 腹部和其他内脏躯体——小肠、结肠及直肠 Chapman 反射点

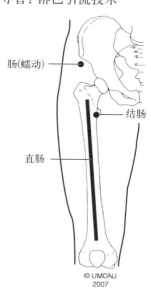

肠(蠕动)

结肠

直肠

© UMDNJ
2007

肠炎(克隆病或溃疡性结肠炎)

 基础知识

描述

　　以腹痛、发热、腹胀、腹部痉挛及血性腹泻为特点的一种胃肠系统疾病,常伴有反复的下背痛。躯体功能障碍可能提示患有肠炎,也可能是肠炎发作的诱因。

 生理和相关躯体功能障碍

副交感神经系统

- 兴奋：肠蠕动增加
- 迷走神经
  - OA,AA,C2
    - 压痛点
    - 颈部软组织性状改变
    - 椎体旋转
  - 枕乳缝和寰枕关节紧张
- 骨盆内脏器：S2～S4
  - 骶髂关节功能障碍

交感神经系统

- 兴奋：肠蠕动减少
- T5～L2
  - 压痛点
  - 横突部软组织性状改变
  - 椎体旋转
- 腹腔神经节：筋膜受限
- 肠系膜上神经节：筋膜受限
- 肠系膜下神经节：筋膜受限

其他躯体功能障碍

- 肋骨功能障碍
- 膈肌功能障碍
- 盆底膈膜功能障碍

治　疗

 两分钟治疗

- 胸部——肌筋膜松解术
- 腰部——肌筋膜松解术

 五分钟治疗

- 胸部——肌肉能量技术或高速低幅技术
- 腰部——肌肉能量技术或高速低幅技术
- 头部——OA 松解

 拓展治疗

- 骶部——骶骨（矢状位）摇动
- 腹部——侧副神经节松解
- 头部——V 形扩展
- 颈部——AA，C2，协调位放松术和/或高速低幅技术
- 肋骨提升
- 骶骨——肌肉能量技术
- 髂骨——肌肉能量技术
- 腹部和其他内脏躯体——Chapman 反射点

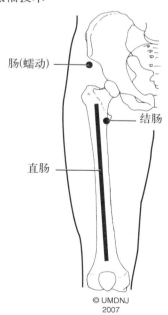

肠(蠕动)

结肠

直肠

© UMDNJ
2007

流行性感冒

 基础知识

描述

　　A 型流感病毒引起的病毒性疾病，通常表现为呼吸系统症状、发热、寒颤、疲劳及肌肉疼痛，也可能会伴有消化道症状。

 生理和相关躯体功能障碍

副交感神经系统

- 兴奋：鼻腔、泪腺及下颌下腺分泌物增加
- 三叉神经（CN Ⅴ），面神经（CN Ⅶ），舌咽神经（CN Ⅸ）：颅骨功能障碍
- 迷走神经
  - OA，AA，C2
    - 压痛点
    - 颈部软组织性状改变
    - 椎体旋转
  - 枕乳缝及寰枕关节紧张

交感神经系统

- 兴奋：血管收缩，鼻腔、泪腺及下颌下腺分泌物减少
- T1～T4：头面部
  - 压痛点
  - 横突部软组织性状改变
  - 椎体旋转
- T2～T7：呼吸道
  - 压痛点
  - 横突部软组织性状改变
  - 椎体旋转

运动神经系统

- C3～C5（膈神经，短缩或过度使用）
  - 压痛点
  - 颈部软组织性状改变
  - 椎体旋转

 其他躯体功能障碍

- 咽鼓管功能障碍
- 颅骨功能障碍
- 淋巴结肿胀：耳前淋巴结和耳后淋巴结、下颚淋巴结和颏下淋巴结、锁骨上淋巴结及颈前淋巴结等
- 颈部到胸骨的前侧筋膜受限、压痛
- 咳嗽引起的肋骨吸气功能障碍
- 斜角肌，胸小肌及胸锁乳突肌紧张
- 胸廓出口功能障碍
- 锁骨功能障碍
- 胸骨功能障碍

治 疗

 两分钟治疗

- 胸泵和胸导管淋巴引流技术
- 肋骨提升
- 头部——迷走神经：OA 松解

五分钟治疗

- 颈部——肌筋膜松解术，协调位放松术，肌肉能量技术和/或高速低幅技术
- 腹部和其他躯体部位——膈肌：拱顶技术

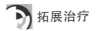 **拓展治疗**

- 头部——耳郭周围淋巴引流技术
- 头部——眶上、眶下按摩
- 头部——Galbreath 技术（下颌淋巴引流）

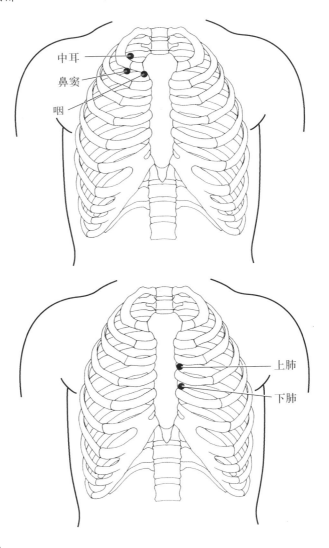

- 胸部——肌肉能量技术,肌筋膜松解术和/或高速低幅技术
- 颈部——颈前部:肌筋膜松解术
- 腹部和其他躯体部位——胸骨:摆位放松术,肌筋膜松解术
- 头部——蝶腭骨神经节刺激
- 肋骨功能障碍——肌肉能量技术
- 腹部和其他内脏躯体——Chapman 反射点:在上颌骨中线与锁骨交界处,锁骨以上是中耳反射点,以下是鼻窦反射点
- 腹部和其他内脏躯体——肺 Chapman 反射点

肠易激综合征

 基础知识

描述

　　以腹痛、腹胀、腹绞痛，或腹泻与便秘交替出现为特征的消化系统疾病。

 生理和相关躯体功能障碍

副交感神经系统

- 兴奋：肠蠕动增加
- 迷走神经
  - OA，AA，C2
    - 压痛点
    - 颈部软组织性状改变
    - 椎体旋转
  - 枕乳缝和寰枕关节紧张
- 盆腔内脏
  - 骶骨功能障碍

交感神经系统

- 兴奋：肠蠕动减少
- T10～L2
  - 压痛点
  - 横突部软组织性状改变
  - 椎体旋转
- 腹腔、肠系膜上、下神经节：筋膜限制

 其他躯体功能障碍

- 胸腹膈肌功能障碍

- 盆腔横隔功能障碍

治　疗

② 两分钟治疗

- 胸部——肌肉能量技术
- 腰部——肌肉能量技术

⑤ 五分钟治疗

- 头部——OA 松解
- 腹部和其他躯体部位——侧副神经节松解

拓展治疗

- 胸部——肌筋膜松解术和/或高速低幅技术
- 腰部——肌筋膜松解术和/或高速低幅技术
- 骶骨摇动
- 头部——V 形扩展
- 颈部——协调位放松术和/或高速低幅技术
- 肋骨提升
- 骶骨——肌肉能量技术
- 髂骨——肌肉能量技术
- 髂骨——坐骨直肠窝松解
- 腹部和其他内脏躯体——胃肠系统 Chapman 反射点

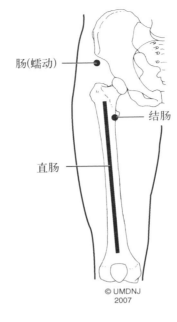

肠(蠕动)

结肠

直肠

© UMDNJ
2007

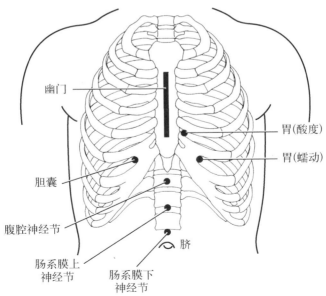

幽门

胃(酸度)

胃(蠕动)

胆囊

腹腔神经节

肠系膜上
神经节

肠系膜下
神经节

脐

100

迷路炎

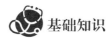 **基础知识**

描述

前庭迷路的炎症，往往导致头晕、眩晕和耳鸣。

 生理和相关躯体功能障碍

副交感神经系统

不适用。

交感神经系统

- T1～T4
  - 压痛点
  - 横突部软组织性状改变
  - 椎体旋转

运动系统

- 支配胸锁乳突肌的脊髓副神经（CN Ⅺ）
- 支配颞肌的三叉神经（CN Ⅴ 的第 3 支）
  - 压痛点
  - 颞骨功能障碍

 其他躯体功能障碍

- 咽鼓管功能障碍
- 翼内肌激痛点
- 咬肌激痛点
- 胸锁乳突肌锁骨部激痛点
- 颅骨功能障碍，特别是颅骨的扭转和侧屈
- 淋巴结的淋巴阻塞：耳前和耳后、颌下、颏下、锁骨上淋巴结

治 疗

2 两分钟治疗

- 头部
  - Muncie 技术
- 头部——耳周淋巴引流技术

5 五分钟治疗

- 头部
  - 迷走神经：OA 松解
- 头部——蝶腭神经节刺激

拓展治疗

- 头部
  - 颅骨节律性脉冲降低：第四脑室掌控
- 头部
  - 迷走神经：OA 松解

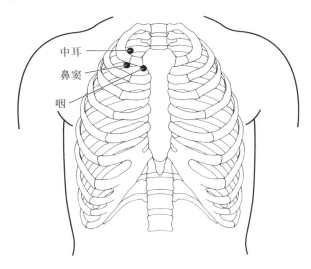

中耳

鼻窦

咽

- 头部——蝶腭神经节刺激
- 颈部——肌筋膜松解术,协调位放松术和/或高速低幅技术
- 头部
  - 二腹肌后腹:摆位放松术和/或直接抑制
- 腹部和其他内脏躯体——耳 Chapman 反射点

下腰痛

 基础知识

描述

　　位于下胸段、腰椎和/或臀部区域的疼痛,既可以由躯体功能障碍引起,也可由内脏—躯体和躯体—躯体反射引起。

 生理和相关躯体功能障碍

副交感神经系统

- 兴奋:肠蠕动增加、胆囊收缩、膀胱逼尿肌收缩
- 迷走神经
  - OA,AA,C2
    - 压痛点
    - 颈椎部软组织性状改变
    - 椎体旋转
  - 枕乳缝和寰枕关节紧张
- 盆腔内脏神经 S2～S4
- 骶骨扭转
- 骶骨运动减少
- 骶髂关节疼痛

交感神经系统

- 兴奋:肾脏输出降低、肠蠕动减少、胆囊壁放松、膀胱逼尿肌松弛、肌肉小动脉扩张(胆碱能和肾上腺素能 β_2)、肌肉小动脉收缩(肾上腺素能 α)
- T10～L2
  - 压痛点
  - 横突部软组织性状改变
  - 椎体旋转
- 肠系膜上神经节:筋膜限制

- 肠系膜下神经节：筋膜限制

运动系统

- 竖棘肌：C1～S5 神经支配
- 臀肌：臀下神经和臀上神经
- 腰大肌：L1～L4
- 梨状肌：S1～S2
- 腰方肌：肋下神经 L1～L4
  - 压痛点
  - 横突部软组织性状改变
  - 椎体旋转

特殊检查

- Fabere(Patrick)试验
- 直腿抬高试验
- 腰骶弹性试验
- 臀部坠落试验
- 站立/坐位前屈试验
- Thomas 试验
- Trendelenburg 试验

治　疗

两分钟治疗

- 下肢——腰大肌：摆位放松术
- 腰部——肌肉能量技术

五分钟治疗

- 髂骨功能障碍——肌肉能量技术
- 骶骨功能障碍——肌肉能量技术

拓展治疗

- 骶骨分离
- 下肢——梨状肌：肌肉能量技术,摆位放松术
- 下肢——臀肌：摆位放松术,肌肉能量技术
- 腹部和其他躯体部位——膈肌拱顶技术
- 胸部——肌肉能量技术,肌筋膜松解术和/或高速低幅技术
- 腰部——肌肉能量技术,肌筋膜松解术和/或高速低幅技术
- 腹部和其他躯体部位——神经节限制：肌筋膜松解术
- 腹部和其他内脏躯体——相应内脏功能障碍部 Chapman 反射点

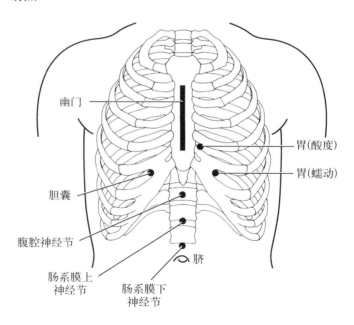

中耳炎

 基础知识

描述

中耳的炎症,通常与病毒或细菌感染有关。

 生理和相关躯体功能障碍

副交感神经系统

- 兴奋:鼻腔、泪腺、颌下腺体分泌物增多
- 面神经(CN Ⅶ):颅骨功能障碍

交感神经系统

- 兴奋:血管收缩和鼻腔、泪腺、颌下腺分泌物减少
- T1~T5
  - 压痛点
  - 横突部软组织性状改变
  - 椎体旋转

运动系统

- 腭帆张肌:CN Ⅴ的第 3 支
- 鼓膜张肌:CN Ⅴ第 3 支的翼内肌支
- 腭帆提肌:CN Ⅹ
- 咽鼓管咽肌:CN Ⅹ
  - OA,AA,C2
    - 压痛点
    - 颈部软组织性状改变
    - 椎体旋转
  - 枕乳缝及寰枕关节紧张

 其他躯体功能障碍

- 咽鼓管功能障碍

- 二腹肌的压痛点和紧张
- 颅骨功能障碍
- 淋巴结的淋巴堵塞：耳郭前后、下颚、颏下、锁骨上淋巴结

治　疗

 两分钟治疗

- 头部——Muncie 技术
- 头部——耳郭周围淋巴引流技术

五分钟治疗

- 头部——眶上、眶下按摩
- 头部——蝶腭神经节刺激
- 颈部——肌筋膜松解术，协调位放松术和/或高速低幅技术

拓展治疗

- 头部——鼻根分推

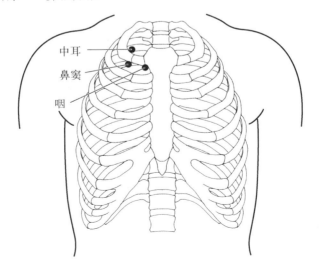

中耳

鼻窦

咽

- 头部——Galbreath 技术（下颌淋巴引流）
- 头部——颅骨节律冲动降低：第四脑室掌控
- 头部——二腹肌：摆位放松术和/或肌筋膜松解术
- 头部——迷走神经：OA 松解
- 腹部和其他躯体内脏——耳和/或鼻窦部 Chapman 反射点

盆腔炎

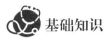 **基础知识**

描述

　　指女性上生殖道的感染和炎症，可影响子宫、输卵管、卵巢等生殖器官，这些器官的创伤可以导致不孕、异位妊娠、慢性骨盆疼痛、脓肿和其他严重的问题。

 生理和相关躯体功能障碍

副交感神经系统

- 兴奋：子宫体松弛、子宫颈收缩、血管舒张
- 盆腔内脏神经
- S2～S4
  - 骶骨扭转
  - 骶骨运动减少
  - 骶髂关节疼痛

交感神经系统

- 兴奋：子宫体收缩、子宫颈松弛、血管收缩
- T10～L2
  - 压痛点
  - 横突部软组织性状改变
  - 椎体旋转
- 肠系膜上神经节：筋膜受限
- 肠系膜下神经节：筋膜受限

运动系统

- S3～S4：肛提肌
  - 压痛点
  - 骶骨扭转
  - 骶髂关节功能障碍

其他躯体功能障碍

- 坐骨直肠窝受限
- 髂骨功能障碍
- 膈肌及其附着部位受限

治　疗

 两分钟治疗

- 髂骨——坐骨直肠窝：肌筋膜松解术

五分钟治疗

- 骶骨底活动下降
- 髂骨功能障碍——肌肉能量技术

拓展治疗

- 骶骨功能障碍——肌肉能量技术
- 腹部和其他躯体部位——乳糜池：
  淋巴治疗
- 下肢——足泵
- 腹部和其他躯体部位——膈肌：拱
  顶技术
- 胸部——肌肉能量技术，肌筋膜松
  解术和/或高速低幅技术
- 腰部——肌肉能量技术，肌筋膜松
  解术和/或高速低幅技术
- 腹部和其他躯体部位——神经节受
  限：肌筋膜松解术
- 腹部和其他内脏躯体——卵巢和子
  宫 Chapman 反射点

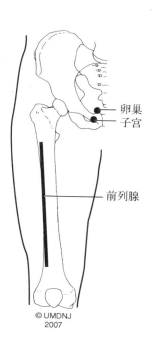

卵巢
子宫

前列腺

© UMDNJ
2007

消化性溃疡

 基础知识

描述

以胃酸过多,导致食管,胃和/或十二指肠溃疡为特征的一种疾病。

 生理和相关躯体功能障碍

副交感神经系统

- 兴奋,胃酸分泌增加和蠕动增加
- 迷走神经
- OA,AA,C2
  - 压痛点
  - 颈部软组织性状改变
  - 椎体旋转
- 枕乳缝和寰枕关节紧张

交感神经系统

- 兴奋:蠕动减少和胃酸分泌减少
- T5～T10:压痛点
  - 横突部软组织性状改变
  - 椎体旋转
- 腹腔神经节——筋膜受限

运动系统

- C3～C5(膈神经,受邻近胃的刺激)
  - 压痛点
  - 颈部软组织性状改变
  - 椎体旋转

其他躯体功能障碍

- 膈肌功能障碍及其附着部位受限

治 疗

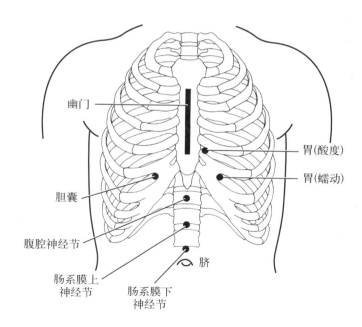 **两分钟治疗**

- 头部——迷走神经：OA 松解
- 腹部和其他内脏躯体——胃和食管 Chapman 反射点

五分钟治疗

- 腹部和其他躯体部位——腹腔神经节：肌筋膜松解术
- 胸部——肌肉能量技术

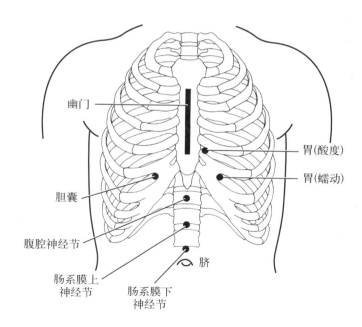

幽门

胃(酸度)

胃(蠕动)

胆囊

腹腔神经节

脐

肠系膜上
神经节

肠系膜下
神经节

拓展治疗

- 颈部——肌筋膜松解术,协调位放松术或高速低幅技术
- 胸部——肌筋膜松解术或高速低幅技术
- 肋骨提升
- 腹部和其他躯体部位——膈肌拱顶技术

鹅足滑囊炎

 基础知识

描述

缝匠肌、股薄肌和半腱肌组成的联合肌腱于胫骨近端前内侧附着处发生的滑囊炎。

 生理和相关躯体功能障碍

副交感神经系统

不适用。

交感神经系统

- 兴奋：肌肉小动脉扩张（胆碱能和肾上腺素能 β_2），肌肉小动脉收缩（肾上腺素能 α）
- T11～L2
  - 压痛点
  - 横突部软组织性状改变
  - 椎体旋转

运动系统

- 缝匠肌：股神经（L2～L3）
- 股薄肌：闭孔神经前支（L2～L3）
- 半腱肌：胫神经（L5～S2）
  - 压痛
  - 紧张

其他躯体功能障碍

- 扁平足
- 胫骨扭转
- 髂骨功能障碍

- 耻骨联合压痛和/或剪切错位
- 膝关节退行疾病

治 疗

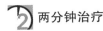 **两分钟治疗**

- 下肢——鹅足止点：摆位放松术、协调位放松术

五分钟治疗

- 髂骨功能障碍——肌肉能量技术
- 耻骨联合功能障碍——摆位放松术和/或肌肉能量技术

拓展治疗

- 下肢——缝匠肌、股薄肌、半腱肌功能障碍：摆位放松术和/或肌肉能量技术
- 下肢——扁平足：协调位放松术和/或高速低幅技术

咽 炎

 基础知识

描述

咽部感染(病毒、细菌或真菌)。

 生理和相关躯体功能障碍

副交感神经系统

- 三叉神经(CN Ⅴ)
- 通过蝶腭神经节的面神经(CN Ⅶ)
- 迷走神经
  - OA,AA,C2
    - 压痛点
    - 颈部软组织性状改变
    - 椎体旋转
  - 枕乳缝和寰枕关节紧张

交感神经系统

- T1～T4
  - 压痛点
  - 横突部软组织性状改变
  - 椎体旋转

运动系统

- 通过翼腭神经节咽支、上牙槽神经、大小腭神经的三叉神经(CN Ⅴ的第2支)上颌支
- 通过岩大神经和翼腭神经节的面神经(CN Ⅶ)中间神经支
- 通过其咽丛、扁桃体支和舌支的舌咽神经(CN Ⅸ)
- 通过喉上神经内支和咽丛的迷走神经(CN Ⅹ)

其他躯体功能障碍

- 咽鼓管功能障碍
- 颅骨功能障碍
- 淋巴结堵塞：耳前、耳后、颌下、颏下、锁骨上，及颈前淋巴结

治 疗

 两分钟治疗

- 颈部——颈前淋巴结/淋巴管的淋巴引流

五分钟治疗

- 头部——耳郭周围淋巴引流技术
- 腹部和其他内脏躯体——位于胸锁关节下方的咽部 Chapman 反射点

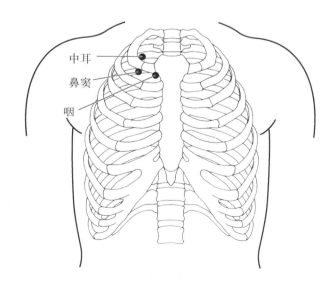

中耳

鼻窦

咽

拓展治疗

- 头部——OA 松解
- 头部——蝶腭神经节刺激
- 头部,颈部——OA,AA,C2：肌筋膜松解术,协调位放松术和/或高速低幅技术
- 胸部——肌肉能量技术,肌筋膜松解术和/或高速低幅技术
- 肋骨提升

肺　炎

 基础知识

描述

　　一种呼吸系统疾病,其病理机制为肺泡发炎,并被分泌物充填。

 生理和相关躯体功能障碍

副交感神经系统

- 兴奋:分泌物增加,相应细支气管收缩
- 迷走神经
  - OA,AA,C2
    - 压痛点
    - 颈部软组织性状改变
    - 椎体旋转
  - 枕乳缝和寰枕关节紧张

交感神经系统

- 兴奋:分泌物减少,细支气管扩张
- T2～T7
  - 压痛点
  - 横突部软组织性状改变
  - 椎体旋转

运动系统

- C3～C5(膈神经,短缩或过度使用)
  - 压痛点
  - 颈部软组织性状改变
  - 椎体旋转

其他躯体功能障碍

- 颅骨功能障碍
- 斜角肌紧张和压痛
- 肋骨功能障碍
- 膈肌及其附着部位受限

治　疗

 两分钟治疗

- 胸泵
- 下肢——足泵

 五分钟治疗

- 肋骨提升
- 腹部和其他躯体部位——膈肌
  - 拱顶技术
  - 胸腰结合处——肌肉能量技术,肌筋膜松解术,高速低幅技术

 拓展治疗

- 上肢——胸小肌:摆位放松术和/或肌筋膜松解术
- 肋骨功能障碍——肌肉能量技术
- 颈部——C2,C3~C5:肌筋膜松解术,肌肉能量技术和/或协调位放松术
- 颈部——斜角肌:摆位放松术和/或肌肉能量技术
- 头部——迷走神经:OA 松解和/或 V 形扩展
- 头部——颅骨节律性脉冲降低:第四脑室掌控
- 腹部和其他内脏躯体——肺部 Chapman 反射点

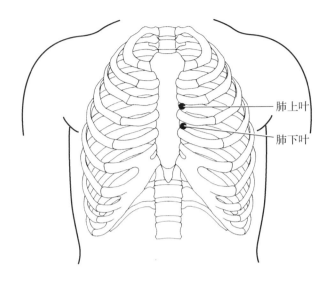

肺上叶

肺下叶

脑震荡后遗症

 基础知识

描述

一种轻微的脑损伤,症状可包括耳鸣、头晕、头痛、恶心、呕吐、抑郁和认知缺损。

 生理和相关躯体功能障碍

副交感神经系统

- 兴奋:瞳孔收缩,鼻腔、泪腺、颌下腺分泌物显著增加
- 面神经(CN Ⅶ)、舌咽神经(CN Ⅸ):颅骨功能障碍
- 迷走神经
  - OA,AA,C2
    - 压痛点
    - 颈部软组织性状改变
    - 椎体旋转
  - 枕乳缝和寰枕关节紧张

交感神经系统

- 兴奋:血管收缩,鼻腔、泪腺、颌下腺体分泌物减少,骨骼肌血流增加
- T1～T5
  - 压痛点
  - 横突部软组织性状改变
  - 椎体旋转

运动系统

- C1～C8,脊髓副神经(CN Ⅺ):肩胛提肌、头长肌、颈长肌、斜角肌、头夹肌、胸锁乳突肌、头直肌
  - 压痛点
  - 颈部软组织性状改变

– 椎体旋转

 其他躯体功能障碍

- 斜角肌紧张
- 肩胛提肌紧张
- 胸锁乳突肌紧张
- OA 功能障碍
- 颈椎功能障碍
- 颞颌关节功能障碍：翼内肌、二腹肌后腹、舌肌、舌骨肌等肌肉和筋膜的限制

治　疗

 两分钟治疗

- 头部——迷走神经：OA 松解
- 颈部——协调位放松术

 五分钟治疗

头部——颅骨节律性脉冲降低：第四脑室掌控

 拓展治疗

- 颈部——肌筋膜松解术，肌肉能量技术和/或高速低幅技术
- 胸部——肌筋膜松解术和/或高速低幅技术
- 头部——颞颌关节：直接抑制翼内肌，颏舌肌和/或二腹肌后腹
- 颈部——颈前部肌肉和软组织：肌筋膜松解术
- 腹部和其他躯体部位——胸骨：摆位放松术和/或肌筋膜松解术
- 头部——颅缝按压：V 形扩展

124

- 头部——颅骨损伤：拱形掌控和/或其他颅骨技术
- 头部
  - 颈部神经肌肉结构渐进性抑制技术
  - 胸部神经肌肉结构渐进性抑制技术

妊　娠

 基础知识

描述

自受孕起至妊娠结束。

 生理和相关躯体功能障碍

副交感神经系统

- 兴奋：宫体松弛，宫颈收缩
- 盆腔内脏神经
- S2～S4
  - 骶骨扭转
  - 骶骨活动度降低
  - 骶髂关节疼痛

交感神经系统

- 兴奋：宫体收缩，宫颈松弛
- T12～L2
  - 压痛点
  - 横突部软组织性状改变
  - 椎体旋转

运动系统

- 腰大肌：L1～L4
- 梨状肌：S1～S2
- 腰方肌肋下神经：L1～L4
  - 压痛点
  - 横突部软组织性状改变
  - 椎体旋转

其他躯体功能障碍

- 髂骨功能障碍
- 耻骨剪切错位
- 坐骨直肠窝充血和受限
- 斜颈
- 体位性水肿，尤其是下肢
- 腰椎前凸增加
- 胸椎后凸增加
- 膈肌受限

治　疗

 两分钟治疗

- 骶骨抑制
- 头部——OA 松解

 五分钟治疗

- 髂骨功能障碍——肌肉能量技术
- 骶骨扭转——肌肉能量技术

 拓展治疗

- 髋部——耻骨剪切错位：肌肉能量技术
- 下肢——腰大肌：摆位放松技术
- 下肢——梨状肌：摆位放松技术，肌肉能量技术
- 髂骨——坐骨直肠窝：肌筋膜松解术
- 颈部——肌筋膜松解术，协调位放松术和/或高速低幅技术
- 胸廓出口综合征——肌肉能量技术，摆位放松技术，协调位放松术和/或高速低幅技术
- 胸部——肌肉能量技术，肌筋膜松解术和/或高速低幅技术

- 腰部——肌肉能量技术，肌筋膜松解术和/或高速低幅技术
- 下肢——足泵
- 腹部和其他躯体部位——膈肌：拱顶技术
- 胸导管淋巴治疗技术
- 下肢——轻柔、缓慢轻抚/揉捏下肢
- 头部——颅骨损伤模式（与骶骨一致）
  - 拱形掌控
  - 第四脑室掌控
- 骶骨摇动
- 腹部和其他内脏躯体——卵巢和子宫 Chapman 反射点

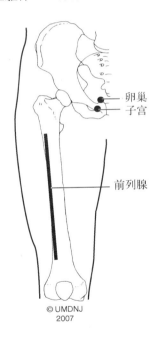

卵巢

子宫

前列腺

© UMDNJ
2007

经前期综合征

 基础知识

描述

一些女性在月经前一周所经历的生理和心理症状,可能包括腹胀、头痛、易怒、焦虑或抑郁、失眠、疲劳、乳房肿胀疼痛等。

 生理和相关躯体功能障碍

副交感神经系统

- 兴奋:血管舒张,恶心,呕吐,腹泻
- 迷走神经
  - OA,AA,C2
    - 压痛点
    - 颈部软组织性状改变
    - 椎体旋转
  - 枕乳缝和枕寰关节紧张
- 盆腔内脏神经
  - S2～S4
  - 骶骨扭转
  - 骶骨活动度减小
  - 骶髂关节疼痛

交感神经系统

- 兴奋:血管收缩,便秘,对酸的敏感性增加
- T1～T4 和/或 T5～L2
  - 压痛点
  - 横突部软组织性状改变
  - 椎体旋转
- 腹腔神经节:筋膜受限
- 肠系膜上神经节:筋膜受限

- 肠系膜下神经节：筋膜受限

运动神经系统

- C2～C8（肩胛提肌，斜角肌）
  - 压痛点
  - 颈部软组织性状改变
  - 椎体旋转

其他躯体功能障碍

- 坐骨直肠窝受限
- 髂骨功能障碍

治 疗

两分钟治疗

- 骶骨基底抑制
- 头部——OA 松解

五分钟治疗

- 髂骨功能障碍——肌肉能量技术
- 骶骨扭转——肌肉能量技术
- 骶骨摇动

拓展治疗

- 上肢——肩胛提肌和斜角肌：摆位放松技术和/或肌筋膜松解术
- 颈部——肌筋膜松解术，协调位放松术和/或高速低幅技术
- 胸部——肌肉能量技术，肌筋膜松解术和/或高速低幅技术
- 腰部——肌肉能量技术，肌筋膜松解术和/或高速低幅技术
- 髋部——坐骨直肠窝：肌筋膜松解术
- 上肢——胸部牵伸

- 腹部和其他躯体部位——神经节受限：肌筋膜松解术
- 头部——颅骨损伤模式（与骶骨一致）
  - 拱形掌控
  - 第四脑室掌控
- 腹部和其他内脏躯体——卵巢和子宫 Chapman 反射点

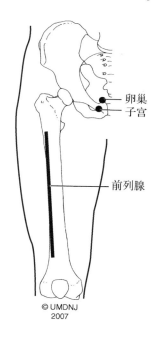

卵巢

子宫

前列腺

© UMDNJ
2007

幽门狭窄

 基础知识

描述

　　幽门括约肌的肥大,通常导致营养不良、胃食管反流和呕吐。

 生理和相关躯体功能障碍

副交感神经系统

- 兴奋:产酸增加和蠕动增加
- 迷走神经
  - OA,AA,C2
    - 压痛点
    - 颈部软组织性状改变
    - 椎体旋转
  - 枕乳缝和枕寰关节紧张

交感神经系统

- 兴奋:产酸减少和蠕动减弱
- T5~T10:压痛点
  - 横突部软组织性状改变
  - 椎体旋转
- 腹腔,肠系膜上神经节受限

运动神经系统

- C3~C5(膈神经,受邻近膈肌的刺激)
  - 椎旁软组织性状改变
  - 椎体旋转

 其他躯体功能障碍

- 幽门括约肌过度紧张

- 幽门括约肌过度紧张，可至豌豆大小
- 膈肌及其附着处活动受限
- 乳糜池：筋膜受限
- 左胸导管受限

治 疗

两分钟治疗

- 腹部和其他躯体部位——腹腔神经节：肌筋膜松解术

五分钟治疗

- 腹部和其他躯体部位——幽门括约肌：肌筋膜松解术

拓展治疗

- 头部——迷走神经：OA 松解，枕乳缝 V 形扩展技术
- 颈部——肌筋膜松解术，协调位放松术和/或高速低幅技术
- 胸部——肌筋膜松解术，肌肉能量技术和/或高速低幅技术
- 腹部和其他躯体部位——左胸导管：淋巴引流技术
- 腹部和其他躯体部位——膈肌
  - 拱顶技术
  - 胸腰结合处——肌肉能量技术，肌筋膜松解术，高速低幅技术
- 腹部和其他躯体部位——乳糜池：浅表淋巴引流技术

多动腿综合征

 基础知识

描述

一侧或双侧下肢常有不适，如痉挛、疼痛、阵痛或烧灼感，需下肢不断变换姿势来缓解。

 生理和相关躯体功能障碍

副交感神经系统

不适用。

交感神经系统

- 兴奋：肌肉小动脉扩张（类胆碱和肾上腺素 β_2）、肌肉小动脉收缩（肾上腺素 α）
- T10～L2
  - 压痛点
  - 横突部软组织性状改变
  - 椎体旋转

运动神经系统

- 臀大肌 L5～S2 刺激坐骨神经
- 腰大肌 T12～L4 刺激髂腹下神经、髂腹股沟神经、生殖股神经、股外侧皮神经或股神经
- 梨状肌 S1～S2 刺激坐骨神经

 其他躯体功能障碍

- 髋部髂腰韧带紧张会刺激腹股沟和大腿外侧的浅表神经
- 腰 L1～L5 使髂腰韧带紧张
- 腓骨头后移刺激腓总神经
- 踝或足功能障碍

特殊测试

- Fabere(Patrick)试验
- 直腿抬高试验
- 腰骶关节弹性试验
- 髋部坠落试验
- 站位/坐位屈曲试验
- Thomas 试验
- Trendelenburg 试验

治　疗

两分钟治疗

- 下肢——腰大肌：肌肉能量技术，摆位放松术
- 下肢——梨状肌：肌肉能量技术，摆位放松术

五分钟治疗

- 下肢——腓骨头后移：高速低幅技术
- 腰部——肌肉能量技术和/或高速低幅技术

拓展治疗

- 髂骨功能障碍——肌肉能量技术
- 下肢——踝/足功能障碍：肌肉能量技术和/或高速低幅技术
- 排除神经根病原因；建议患者进行牵伸和运动训练

过敏性鼻炎

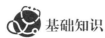 基础知识

描述

由花粉等引起的鼻黏膜炎症。

 生理和相关躯体功能障碍

副交感神经系统

- 兴奋：鼻腔、泪腺和颌下腺分泌物显著增加
- 面神经（CN Ⅶ）、舌咽神经（CN Ⅸ）：颅骨功能障碍
- 迷走神经
  - OA，AA，C2
    - 压痛点
    - 颈部软组织性状改变
    - 椎体旋转
  - 枕乳缝和枕寰关节紧张

交感神经系统

- 兴奋：血管收缩，鼻腔、泪腺和颌下腺分泌物减少
- T1～T5
  - 压痛点
  - 横突部软组织性状改变
  - 椎体旋转

运动神经系统

- C3～C5（膈神经，受邻近肺脏的刺激）
  - 压痛点
  - 颈部软组织性状改变
  - 椎体旋转

其他躯体功能障碍

- 咽鼓管功能障碍
- 翼内肌激痛点
- 咬肌激痛点
- 颅骨功能障碍
- 淋巴结肿胀：耳前淋巴结和耳后淋巴结、下颚淋巴结和颏下淋巴结，以及锁骨上淋巴结等

治 疗

两分钟治疗

- 头部——眶上、眶下按摩
- 头部——鼻根分推
- 头部——前额提升

五分钟治疗

- 头部——耳郭周围淋巴引流技术
- 头部——Muncie 技术
- 腹部和其他内脏躯体——耳和/或鼻窦 Chapman 反射点

拓展治疗

- 头部——颅骨节律性脉冲降低：第四脑室掌控
- 头部——迷走神经：OA 松解
- 头部——蝶腭神经节刺激
- 颈部——肌筋膜松解术，协调位放松术和/或高速低幅技术
- 胸部——肌肉能量技术，肌筋膜松解术和/或高速低幅技术

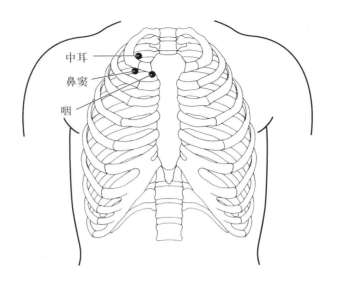

中耳

鼻窦

咽

脊柱侧弯

 基础知识

描述

病理性或功能性的脊柱侧弯。

 生理和相关躯体功能障碍

副交感神经系统

不适用。

交感神经系统

脊旁交感链神经节可能受侧弯的刺激,或者因为解剖上靠近肋骨头,受肋骨运动的相对影响。侧弯的位置决定受影响的脊髓水平。

运动神经系统

可能受侧弯的影响,脊柱的侧弯旋转表现为 Fryette Ⅰ 型躯体功能障碍。

 其他躯体功能障碍

- 骨盆侧移
- 双下肢不等长
- 骶骨侧倾可引起功能性脊柱侧弯(Fryette Ⅰ 型代偿性躯体功能障碍)
- Fryette Ⅱ 型躯体功能障碍也可能会导致代偿性脊柱侧弯旋转(Fryette Ⅰ 型躯体功能障碍)

治 疗

注意:

如果髂骨和/或骶骨的检查正常,或者如果治疗后,尤其是在实施了几种整骨手法治疗之后,下肢长度变短时,就要从解剖结构上来寻找下肢不等长的原因。同时需要重视姿势训练,以及按照"牵伸受限肌肉以达到对称性的原则"牵伸侧凹处肌肉。

- 牵伸紧张的肌肉
- 姿势再训练,然后增强松弛肌群肌力(通常是前侧肌群出现紧张,尤其是胸肌和髂腰肌)
- 再训练,并且增强下斜方肌和组成胸腰筋膜的肌群肌力

两分钟治疗

- 髋部——肌肉能量技术
- 骶部——肌肉能量技术

五分钟治疗

- 胸部——肌肉能量技术
- 腰部——肌肉能量技术

拓展治疗

- 胸部——肌筋膜松解术和/或高速低幅技术
- 腰部——肌筋膜松解术和/或高速低幅技术
- 下肢——肌筋膜松解术,摆位放松术和/或肌肉能量技术

鼻窦炎

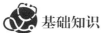 **基础知识**

描述

鼻窦感染（病毒、细菌、真菌）。

 生理和相关躯体功能障碍

副交感神经系统

- 通过翼腭神经节的面神经（CN Ⅶ）
- 迷走神经
  - OA，AA，C2
    - 压痛点
    - 颈部软组织性状改变
    - 椎体旋转
  - 枕乳缝和枕寰关节紧张

交感神经系统

- T1～T4：压痛点
  - 横突部软组织性状改变
  - 椎体旋转

运动神经系统

- 三叉神经（CN Ⅴ）
- 眼眶上凹和下凹，以及额骨和上颌窦上方的压痛/筋膜受限

 其他躯体功能障碍

- 咽鼓管功能障碍
- 颅骨功能障碍
- 淋巴结肿胀：耳前淋巴结和耳后淋巴结、下颚淋巴结和颏下淋巴结、锁骨上淋巴结，以及颈前淋巴结等

治　疗

两分钟治疗

- 头部——眶上和眶下按摩（CN Ⅴ）
- 头部——轻抚前额和上颌

五分钟治疗

- 头部——耳周淋巴引流技术
- 颈部——颈前淋巴引流技术
- 腹部和其他内脏躯体——Chapman 反射点：上颌骨中线与锁骨交叉处，锁骨以上是中耳反射点，以下是鼻窦反射点

拓展治疗

- 头部——OA：肌筋膜松解术
- 头部——翼腭神经节刺激
- 颈部——C2：肌筋膜松解术，协调位放松术和/或高速低幅技术

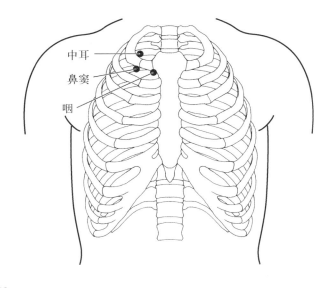

- 胸部——肌肉能量技术，肌筋膜松解术和/或高速低幅技术
- 肋骨提升
- 头部——Muncie 技术

心动过速

 基础知识

描述

心跳频率的异常加快，成人安静时心率超过 100 次/min 即为心动过速。

 生理和相关躯体功能障碍

副交感神经系统

- 兴奋：心动过缓
- 迷走神经
  - OA，AA，C2
    - 压痛点
    - 颈部软组织性状改变
    - 椎体旋转
  - 枕乳缝和枕寰关节紧张

交感神经系统

- 兴奋：心动过速
- T1～T5
  - 压痛点
  - 横突部软组织性状改变
  - 椎体旋转

运动神经系统

- C3～C5（膈神经，受邻近心脏的刺激）
  - 压痛点
  - 颈部软组织性状改变
  - 椎体旋转

其他躯体功能障碍

- 肋骨功能障碍（尤其是第 3～第 5 肋骨）
- 膈肌低平
- 斜角肌紧张和压痛
- 胸大肌有激痛点
- 胸小肌紧张和压痛

治 疗

 两分钟治疗

- 颈部——颈动脉窦按摩

五分钟治疗

- 上肢——右侧胸大肌压痛点（锁骨头）：摆位放松术
- 上肢——右侧胸大肌激痛点：冷冻喷雾剂、激痛点注射

拓展治疗

- 胸部——肌筋膜松解术
- 肋骨功能障碍——肌肉能量技术
- 颈部——斜角肌：摆位放松术和/或肌肉能量技术
- 颈部——肌筋膜松解术，肌肉能量技术和/或协调位放松术
- 头部——迷走神经：OA 松解和/或 V 形扩展
- 腹部和其他躯体部位——膈肌
  - 拱顶技术
  - 胸腰结合处：协调性放松技术，肌肉能量技术，肌筋膜松解术，高速低幅技术
- 上肢——胸小肌：摆位放松术和/或肌筋膜松解术
- 腹部和其他内脏躯体——心脏 Chapman 反射点

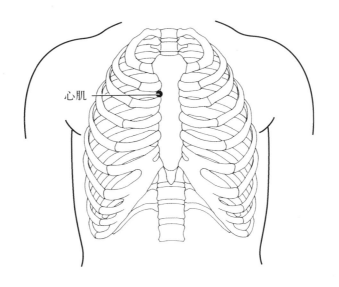

心肌

颞颌关节功能紊乱

 基础知识

描述

由颞颌关节功能障碍或咀嚼肌痉挛引起的一系列症状,通常在下颌运动时关节处出现弹响声,并可能伴有下颌关节疼痛、面部疼痛、头痛、耳痛、颈部疼痛等。

 生理和相关躯体功能障碍

副交感神经系统

- 兴奋:血管舒张和颌下腺分泌增多
- 面神经(CN Ⅶ)
- 舌咽神经(CN Ⅸ)
  - 颅骨损伤
  - 枕乳缝和枕寰关节紧张

交感神经系统

- 兴奋:血管收缩和颌下腺分泌减少
- T1~T5
  - 压痛点
  - 横突部软组织性状改变
  - 椎体旋转

运动神经系统

- 颏舌:舌下神经(CN Ⅻ);舌下神经(CN Ⅻ)支配的颏舌肌;三叉神经(CN Ⅴ的第3支)支配的下颌舌骨肌,二腹肌,内侧翼状肌
  - 压痛点
  - 紧张和活动受限

其他躯体功能障碍

- 咽鼓管功能障碍
- 颅骨功能障碍
- 淋巴结肿胀：耳前淋巴结和耳后淋巴结、下颚淋巴结和颏下淋巴结、锁骨上淋巴结等
- 颈部至胸骨前筋膜受限伴有压痛

治 疗

两分钟治疗

- 头部——翼内肌、颏舌肌、二腹肌的直接抑制

五分钟治疗

- 头部——下颌肌肉能量技术
- 头部——按摩
- 颈部——肌筋膜松解术，协调位放松术和/或高速低幅技术

拓展治疗

- 头部——Muncie 技术
- 头部——耳周淋巴引流技术
- 头部——OA 松解
- 颈部——颈前部：肌筋膜松解术
- 腹部或其他——胸骨：摆位放松术，肌筋膜松解术
- 胸部——肌肉能量技术，肌筋膜松解术和/或高速低幅技术
- 腹部和其他内脏躯体——耳和/或鼻窦 Chapman 反射点

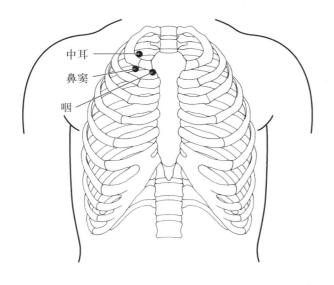

中耳

鼻窦

咽

胸廓出口综合征

 基础知识

描述

胸廓出口由前斜角肌、中斜角肌、锁骨、第 1 肋骨,以及胸小肌下缘围合而成,其间的臂丛神经和血管受到压迫和刺激后会导致上肢疼痛和感觉异常。

 生理和相关躯体功能障碍

副交感神经系统

不适用。

交感神经系统

- 兴奋:肌肉小动脉扩张(类胆碱和肾上腺素 β_2),肌肉小动脉收缩(肾上腺素 α)
- T5～T7
  - 压痛点
  - 横突部软组织性状改变
  - 椎体旋转

运动神经系统

- C5～T1
  - 压痛点
  - 颈部软组织性状改变
  - 椎体旋转

 其他躯体功能障碍

- 前斜角肌、中斜角肌紧张、压痛、活动受限
- 第 1 肋骨和第 2 肋骨吸气功能障碍
- 锁骨外展

- 胸小肌紧张、压痛、活动受限
- 肩胛提肌紧张、压痛、活动受限
- 腋窝后壁的大圆肌、小圆肌和背阔肌压痛和紧张

治　疗

两分钟治疗

- 第 1、第 2 肋骨——协调位放松术和/或高速低幅技术

五分钟治疗

- 胸部——肌肉能量技术
- 上肢——胸小肌：摆位放松技术，肌肉能量技术

拓展治疗

- 颈部——前斜角肌和中斜角肌：肌肉能量技术，摆位放松技术和/或肌筋膜松解术
- 胸部——协调位放松术，肌筋膜松解术和/或高速低幅技术
- 上肢——肩胛提肌：摆位放松技术，肌肉能量技术
- 颈部——协调位放松术，肌筋膜松解术和/或高速低幅技术
- 腹部和其他躯体部位——锁骨：肌筋膜松解术，肌肉能量技术
- 上肢——腋窝后壁压痛和紧张：摆位放松技术

斜 颈

 基础知识

描述

颈部肌肉痉挛引起的颈部僵硬,表现为头偏向一侧,下颌偏向另一侧。受影响的肌肉主要由副神经支配(CN Ⅺ)。

 生理和相关躯体功能障碍

副交感神经系统

- 兴奋:血管扩张,伴颌下腺分泌增多
- 面神经(CN Ⅶ),舌咽神经(CN Ⅸ)
  - 颅骨紧张
  - 枕乳缝和枕寰关节紧张

交感神经系统

- 兴奋:血管收缩,伴颌下腺分泌减少
- T1~T5
  - 压痛点
  - 横突部软组织性状改变
  - 椎体旋转

运动神经系统

- 胸锁乳突肌:穿过颈静脉孔和枕骨大孔的副神经(CN Ⅺ)
  - 压痛点
  - 紧张和活动范围受限

 其他躯体功能障碍

- 颅骨功能障碍,尤其是枕乳缝和枕骨紧张
- 淋巴结肿胀:耳前淋巴结和耳后淋巴结、下颚淋巴结和颏下淋巴结、锁骨上淋巴结等

- 颈前至胸骨的筋膜活动受限,伴有压痛
- 副神经支配的斜方肌痉挛

治 疗

两分钟治疗

- 颈部——颈部肌筋膜直接牵伸,重点是胸锁乳突肌

五分钟治疗

- 头部——受限侧枕乳缝 V 形扩展技术
- 头部——OA 松解

拓展治疗

- 头部——OA：肌肉能量技术
- 颈部——肌筋膜松解术,协调位放松术,肌肉能量技术和/或高速低幅技术
- 颈部——颈前：肌筋膜松解术
- T1～T5——肌筋膜松解术,肌肉能量技术和/或高速低幅技术
- 上肢——锁骨：摆位放松术,肌筋膜松解术

尿路感染

 基础知识

描述

从肾脏到输尿管、膀胱、尿道中任何一个部位的感染。

 生理和相关躯体功能障碍

副交感神经系统

- 兴奋：输尿管正常蠕动,膀胱收缩(逼尿肌),膀胱括约肌(膀胱三角区)舒张
- 迷走神经
  - OA,AA,C2
    - 压痛点
    - 颈部软组织性状改变
    - 椎体旋转
  - 枕乳缝和寰枕关节紧张
- S2～S4
  - 骶骨扭转
  - 骶骨活动减少
  - 骶髂关节疼痛

交感神经系统

- 兴奋：输尿管痉挛,膀胱(逼尿肌)松弛,膀胱括约肌(膀胱三角区)收缩
- T10～L2
  - 压痛点
  - 横突部软组织性状改变
  - 椎体旋转
- 肠系膜上神经节:筋膜受限
- 肠系膜下神经节:筋膜受限

其他躯体功能障碍

- 坐骨直肠窝受限
- 肛提肌(耻骨直肠肌,耻尾肌和髂尾肌)活动受限和压痛
- 髂骨功能障碍
- 腰大肌活动受限和压痛
- 梨状肌活动受限和压痛

治 疗

 两分钟治疗

- 骶骨基底抑制
- 头部——OA 松解

五分钟治疗

- 下肢——腰大肌:摆位放松术
- 髂骨功能障碍——肌肉能量技术

拓展治疗

- 下肢——梨状肌:摆位放松术,肌肉能量技术
- 髂骨——坐骨直肠窝:肌筋膜松解术
- 颈部——肌筋膜松解术,协调位放松术和/或高速低幅技术
- 胸部——肌肉能量技术,肌筋膜松解术和/或高速低幅技术
- 腰部——肌肉能量技术,肌筋膜松解术和/或高速低幅技术
- 下肢——足泵
- 腹部和其他躯体部位——神经节受限:肌筋膜松解术
- 骶骨抑制
- 骶骨摇动
- 腹部和其他内脏躯体——肾脏、膀胱和输尿管 Chapman 反射点

第二部分

治疗技术

整骨医学常用技术说明

1. 肌筋膜松解术,Myofascial Release Technique(MFR)

肌筋膜松解术是针对软组织和相关关节受限而设计的牵伸和反射性放松的一种系统性诊断和治疗方法,它通过持续性按压的反馈调节,以达到松弛肌筋膜的目的。

2. 摆位放松技术,Counterstrain Technique (CS)

摆位放松技术,又称反向牵伸技术、拮抗伸张技术,认为功能障碍由持续的、不适当的牵张反射引起,应用体位摆放可以产生轻柔的、与之方向相反的拉力,从而抑制该致病因素的诊断及治疗系统。该技术以针对压痛点特定方向的体位摆放达到理想的治疗效果。

3. 肌肉能量技术,Muscle Energy Technique (MET)

肌肉能量技术是一种在精确控制体位下,患者按特定方向抵抗操作者施加的阻力,以激活肌肉的徒手诊断治疗技术。其基本技术包括等长收缩后放松(PIR)、收缩放松(CR)、交互抑制(RI)、收缩放松对抗收缩(CRAC)等。

4. 协调位放松技术,Facilitated positional release (FPR)

协调位放松技术,又称便利位松解技术,是将人体摆放于中立位,使得各平面的组织及关节张力降低,进而术者施加一个主动的按压力或扭转力的一种间接肌筋膜放松技术,其主要目的是降低表浅和深层肌肉的肌张力,恢复受限关节的活动。

5. 高速低幅技术,High-Velocity Low-Amplitude Technique(HVLA)

高速低幅技术,又名高加速-短距离技术,是运用高速度-低振幅的爆发力使关节在解剖范围内短距离快速移动,从而改善关节活动受限的一种整骨技术。

6. Chapman 反射点,Chapman reflex points

Chapman 反射点,或 Chapman 点,非常类似于中医的穴位,是位于皮肤深层小的、分散的点,被假想为人体内部器官系统功能障碍或病理的外在表现。目前还没有可靠的数据来支持查普曼反射点可以用来诊断或治疗疾病。查普曼反射点是 1920 年由 Frank Chapman 博士最先描述,触诊发现位于皮下深筋膜处坚硬、部分固定的珍珠样结构。这些点可以辅助诊断与特定病理相关的内部疼痛,常用于整骨医学和按脊疗法。

1. 患者仰卧。
2. 操作者坐于治疗床床头前,双手指尖(第 2～第 5 指)置于患者枕骨基底部。
3. 操作者用指尖顶起枕骨基底部,使枕部悬空。
4. 运用轻柔的力量向头侧方向牵伸患者头部。
5. 患者头部放松,使头部完全着力于治疗者掌心。

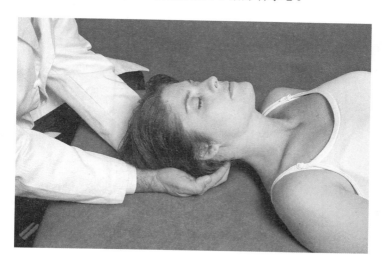

1. 患者仰卧。
2. 操作者立于患者体侧。
3. 操作者戴手套后，用示指指尖触及患者的腭扁桃体区域。
4. 操作者用轻柔、旋转、向外的力量按揉 15～20 s。

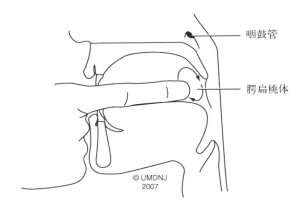

咽鼓管

腭扁桃体

© UMDNJ
2007

1. 患者仰卧。
2. 操作者立于患者体侧,一手握住患者下颌骨的下颌支,另一手置于患者前额以固定头部。
3. 指导患者慢慢张口。
4. 操作者将患者下颌做外侧牵引 3～5 s,再嘱患者交替做吞咽与放松的动作。
5. 重复 3 次。
6. 重新评估。

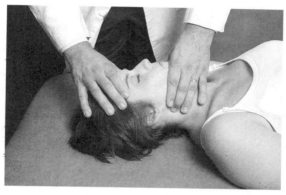

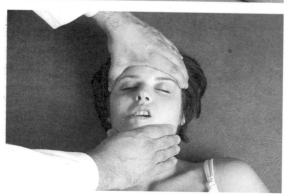

1. 患者仰卧。
2. 操作者立于患者健侧。
3. 操作者分开尾侧手的中指和环指,夹住患侧耳部。
4. 先用轻柔的力量顺时针按揉患侧耳部 10～20 s,再用足够深透的力量逆时针按揉患侧耳部 10～20 s。

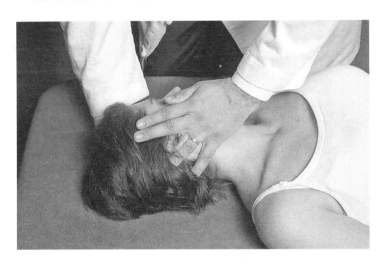

1. 患者仰卧。
2. 操作者坐于治疗床床头前,用双手托起患者头部,双手大鱼际正对枕乳缝内侧,并支撑患者枕骨。
3. 使患者枕骨处于伸展相。
4. 操作者对抗枕骨的屈曲相运动,直到屈曲相末端。
5. 重复这样的颅骨掌控几个周期。
6. 使枕骨恢复正常的屈曲或伸展运动。

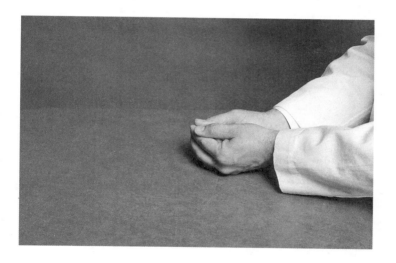

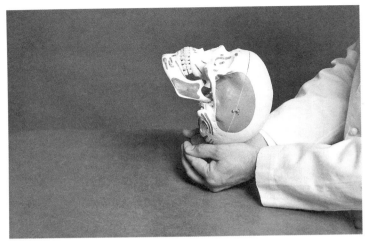

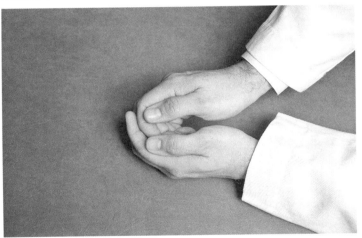

1. 患者仰卧，头部可悬置于治疗床外，以进一步伸展颈部。
2. 操作者坐于患者头侧，并定位其颈后压痛点。
3. 用示指标记颈后压痛点（图1）。
4. 检查者用另一只手握住患者枕骨，为头部运动提供必要的支撑。
5. 将患者头部置于伸展位，略微向压痛点对侧侧屈、旋转（图2）。
6. 反复调整，找到使疼痛降低到最小的位置。
7. 保持该体位90 s，或者直到患者感到疼痛缓解。
8. 操作者将患者头部恢复至中立位（避免患者自己用力）。
9. 重新评估。

协调位放松术

除上述外，还需注意：

- 找到能使疼痛降低到最小的位置后，在患者头顶施加一个通过颈部长轴的牵引力。
- 随着疼痛的缓解，保持该体位3～5 s。

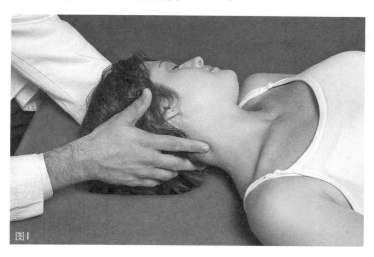

图1

- 操作者将患者头部恢复至中立位（避免患者自己用力），同时释放牵引力。
- 重新评估。

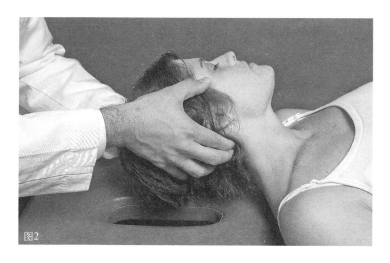

图2

1. 患者仰卧。
2. 操作者立于患者头侧，将示指掌指关节放在患侧关节突关节上。
3. 引导患者颈椎向侧弯受限侧侧弯。
4. 使患者头部向旋转受限侧旋转。
5. 屈曲或伸展患者颈部，直到功能障碍的节段。
6. 进一步旋转和侧弯患者颈椎，在达到运动受限点时，维持必要的伸展或屈曲（患者头部的角度与颈椎高速低幅技术操作时相同）。
7. 嘱患者将头部转向患侧，与操作者对抗，做等长抗阻3～5 s。
8. 嘱患者休息。重复以上步骤，每次都使患者颈椎向旋转受限侧旋转地更多一些。
9. 3个周期操作结束后，将患者颈椎向运动受限点方向做一次最终的牵伸。
10. 嘱患者回到中立位，重新评估功能障碍节段的运动。

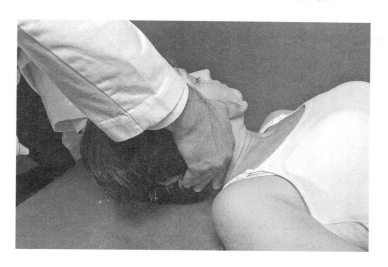

1. 患者仰卧。
2. 操作者坐于患者头侧，判定寰枢关节的运动受限，再使颈椎恢复到中立位，以避免损伤齿状突。
3. 将示指掌指关节置于患侧寰枢关节处，拇指抵住下颌骨或颧骨突起处。
4. 旋转患者颈部，直至运动受限点。
5. 指导患者将头部转向健侧，与操作者对抗，做等长抗阻3～5 s。
6. 嘱患者休息。
7. 重复步骤3～步骤6，每次都使患者颈椎旋转更多一些，并触及到运动受限点。
8. 3～5个周期操作结束后，将患者颈椎向运动受限方向做一次最终的牵伸。
9. 嘱患者回到中立位，重新评估功能障碍节段的运动。

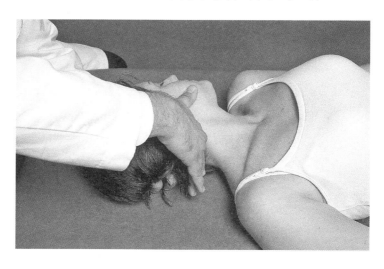

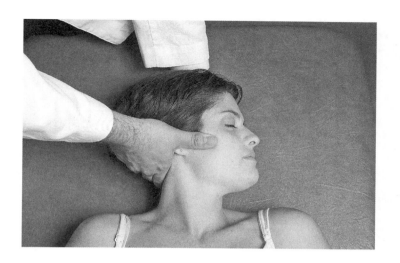

1. 患者仰卧。
2. 操作者立于患者头侧，将示指掌指关节置于旋转受限侧。
3. 将患者寰枕关节向侧弯受限侧的对侧侧弯。
4. 将患者头部向旋转受限侧的对侧旋转。
5. 将患者头部向屈曲/伸展受限侧的对侧屈曲/伸展。
6. 指导患者将头部转向健侧，与操作者对抗，做等长抗阻 3～5 s。
7. 嘱患者休息。重复步骤 3～步骤 6，每次都使患者颈椎向运动受限侧运动的更多一些。
8. 3 个周期操作结束后，将患者颈椎向运动受限方向做一次最终的牵伸。
9. 嘱患者回到中立位，重新评估功能障碍节段的运动。

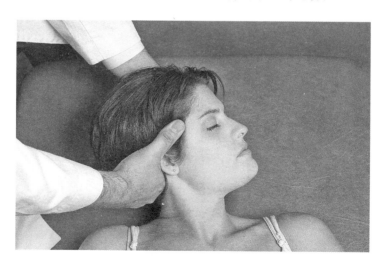

肌筋膜松解术：垂直牵伸（直接手法）

1. 患者仰卧。
2. 操作者坐或站立于患者体侧靠近颈段。
3. 操作者一只手置于患者额头，以固定其头部；另一只手置于对侧颈椎的椎旁肌肉处。
4. 施加足够的力量以抵住深筋膜。
5. 向外前方牵拉深筋膜（垂直于脊柱长轴），每个周期约持续 3 s。

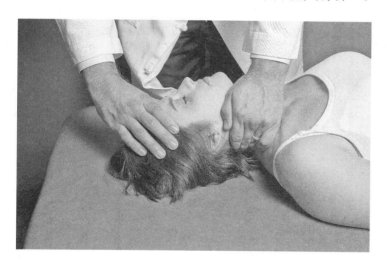

肌筋膜松解术：长轴牵伸(直接手法)

1. 患者仰卧。
2. 操作者坐或站立于患者头侧。
3. 操作者将双手分别置于患者颈后两侧椎旁肌肉处,施加足够的力量以抵住深筋膜。
4. 长轴牵引颈椎(平行于脊柱长轴),每个周期约持续 3 s。

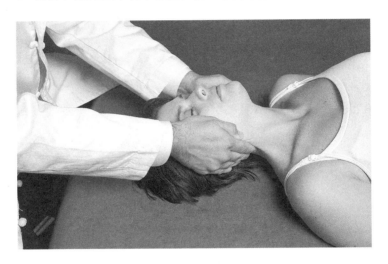

1. 患者仰卧。
2. 操作者立于患者头侧，以一只手示指掌指关节抵住患侧颈椎功能障碍节段的关节突关节。
3. 将患者头部向旋转受限侧侧弯。
4. 再将患者头部向旋转受限侧的对侧旋转。
5. 进一步侧弯、旋转患者头部，直到运动受限点。
6. 通过关节突关节，施加一个旋转推冲力（有控制、快速、小幅度的闪动力）。
7. 恢复患者到中立位。
8. 重新评估该节段的运动。

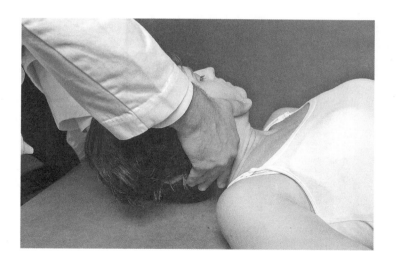

1. 患者仰卧。
2. 为避免损伤齿状突，颈部勿屈曲。操作者坐于患者头侧，将（发力手）示指掌指关节抵住患侧寰枢关节。
3. 旋转患者头部，直到运动受限点。
4. 通过运动受限点，施加一个旋转推冲力（有控制、快速、小幅度的闪动力）。
5. 重新评估该节段的运动。

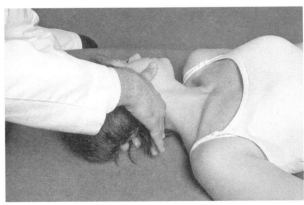

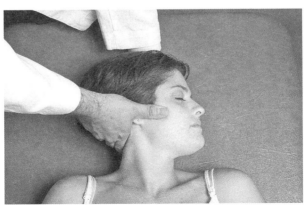

1. 患者仰卧。
2. 操作者立于患者头侧，将示指掌指关节抵住旋转受限侧的寰枕关节。
3. 向旋转受限侧侧屈寰枕关节。
4. 向旋转受限侧的对侧旋转寰枕关节。
5. 屈曲或伸展患者颈椎，直到运动受限点。
6. 向同侧眼睛方向，施加一个旋转的推冲力（有控制、快速、小幅度的闪动力）。
7. 使患者回到中立位，重新评估该节段运动。

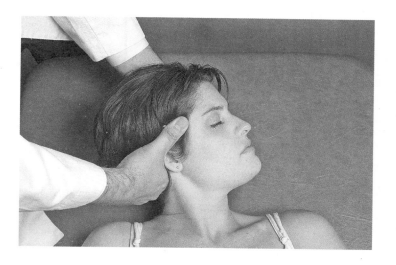

1. 患者仰卧。
2. 操作者立于患者头侧。
3. 操作者用示指定位并监测痛点。
4. 操作者用手抬起患者头部，或者用弯曲的膝关节抵住患者胸段，屈曲或伸展患者颈部，直到找到能最大程度缓解疼痛的位置（患者反馈疼痛至少减轻 70%）。
5. 患者也可以外展或内收肢体，以找到最舒适的体位（同样的目的，患者也可以内旋或外旋肢体）。
6. 保持该体位 90 s。
7. 将患者恢复到中立位，操作者定位的手指不动。
8. 重新评估压痛点。

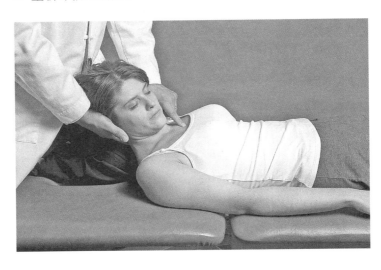

1. 患者俯卧位。
2. 操作者立于患者头侧，定位压痛点，移动患者头部，或在患者胸口放置一小枕头，以屈曲或伸展患者颈部，直到找到最能缓解疼痛的体位。
3. 患者也可以外展或内收肢体，利用肢体附着的肌肉找到最舒适的体位（同样的目的，患者也可以内旋或外旋肢体）。
4. 保持该体位90 s。
5. 将患者恢复到中立位，操作者定位的手指不动。
6. 重新评估压痛点。

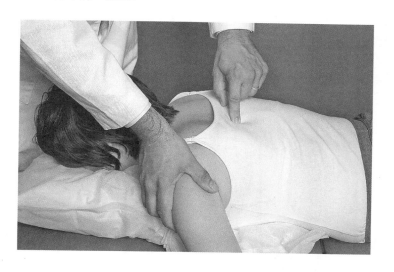

肌肉能量技术：Fryette Ⅰ型

1. 患者坐位。
2. 操作者立于患者后方。
3. 嘱患者将旋转障碍侧的手放于头后，并用对侧手握住患侧肘关节。
4. 操作者将一手大鱼际置于胸背部旋转障碍处。
5. 操作者用另一只手穿过健侧腋窝下方，握住患侧上臂。
6. 侧弯并旋转患者，直至运动受限点。
7. 嘱患者胸部旋转恢复到中立位，对抗操作者所施加的阻力。
8. 保持3～5 s，然后放松。
9. 重复以上步骤3～5次。
10. 向运动受限方向做最后的牵伸，再恢复到中立位。
11. 重新评估。

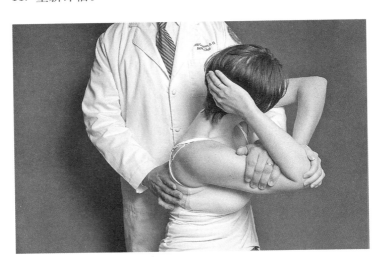

1. 患者坐位。
2. 操作者立于患者后方。
3. 令患者将旋转障碍侧的手放于头后，并用对侧手握住患侧肘关节。
4. 操作者将一手大鱼际置于胸背部旋转障碍处。
5. 操作者用另一只手穿过健侧腋窝上方，握住患侧上臂。
6. 侧弯并旋转患者，直至运动受限点。
7. 嘱患者胸部旋转恢复到中立位，对抗操作者所施加的阻力。
8. 保持 3～5 s，然后放松。
9. 重复以上步骤 3～5 次。
10. 向运动受限方向做最后的牵伸，再恢复到中立位。
11. 重新评估。

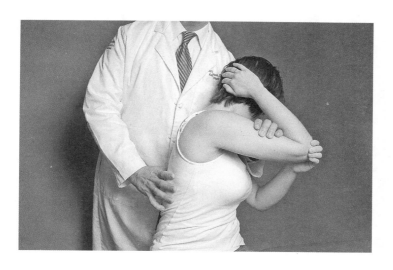

1. 患者俯卧。
2. 操作者立于患者健侧，将双手置于患侧椎旁肌肉处，使大、小鱼际垂直于患者脊柱。
3. 对椎旁肌肉进行侧向牵伸约 3 s，或直到感觉患者肌筋膜张力减小。
4. 对功能障碍各节段进行重复操作。
5. 重新评估。

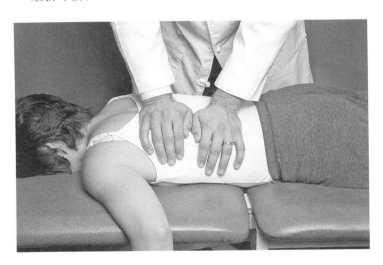

1. 患者坐位。
2. 操作者立于患者后方，升高治疗床，直至患者头部刚好位于操作者鼻子下方。
3. 令患者将双手环扣，置于头后。
4. 操作者双手穿过患者腋下，然后握住其前臂。
5. 操作者用自己的胸骨靠住患者背部旋转障碍处。
6. 操作者向后上方 45°提起患者，并用胸骨施加一个推冲力。
7. 重新评估。

注意：

　　确保治疗床高度与操作者身高相适应。

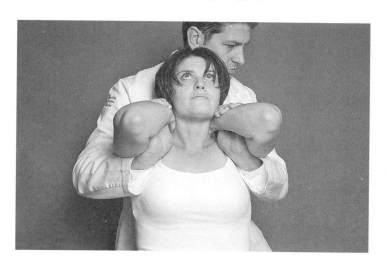

1. 患者仰卧。
2. 操作者立于健侧。
3. 患者双臂交叉置于胸前，患侧手臂在上。
4. 将患者朝向操作者转动，操作者将大鱼际置于其功能障碍节段的横突部。
5. 将患者身体转回，压在操作者手上，将患者双肘收紧，操作者上腹部抵住患者上方肘关节的外侧面。
6. 操作者将另一只手置于患者头后，以便屈曲和侧弯患者上半身。
7. 调整患者上半身侧弯的角度，以达到受限点。
8. 操作者紧紧控制住患者，并嘱其深吸气与呼气。
9. 在患者呼气末，操作者上腹部施加一个快速向下的推冲力（向操作者大鱼际方向）。
10. 重新评估。

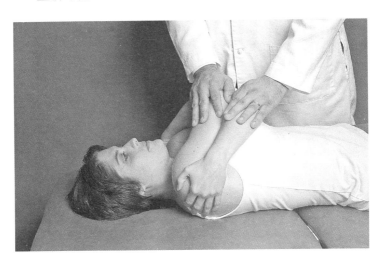

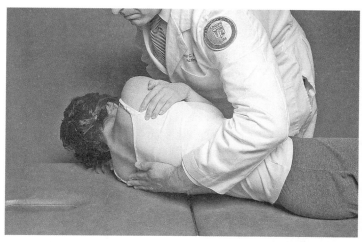

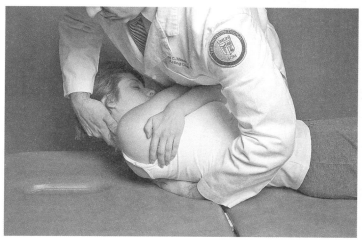

高速低幅技术：俯卧位双臂推冲（德克萨斯技术）Fryette Ⅱ型

1. 患者俯卧。
2. 操作者立于患侧，将一手小鱼际置于患侧横突稍下方。
3. 将另一只手置于健侧同一胸椎的横突稍上方。
4. 施加推冲力前，操作者双手向相反方向牵伸功能障碍区域软组织，防止其松弛。
5. 操作者双手牵伸软组织的同时，将大、小鱼际保持在治疗节段的横突处。
6. 操作者锁定双臂，维持压力。
7. 指导患者深呼吸，在呼气末施加一个推冲力。
8. 重新评估。

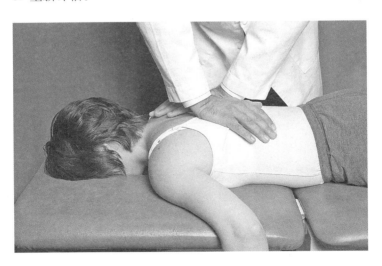

胸部 高速低幅技术：俯卧位双臂推冲（德克萨斯技术）Fryette Ⅰ型

1. 患者俯卧。
2. 操作者立于患侧，将一手小鱼际放置于患侧横突稍上方。
3. 将另一只手置于健侧同一胸椎横突稍下方。
4. 施加推冲力前，操作者双手向相反方向牵伸功能障碍区域软组织，防止其松弛。
5. 操作者双手牵伸软组织的同时，将大、小鱼际保持在治疗节段的横突处。
6. 操作者锁定双臂，维持压力。
7. 指导患者深呼吸，在呼气末施加一个推冲力。
8. 重新评估。

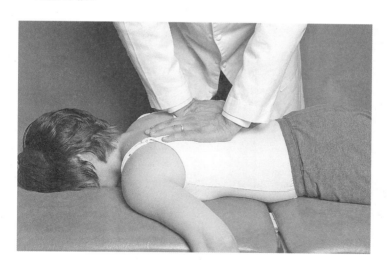

肌筋膜松解术：胸肌牵伸(直接手法)

1. 患者仰卧。
2. 操作者立于治疗床床头，嘱患者双上肢稍外展。
3. 操作者双手抓握患者胸肌外侧，向前上方缓慢牵伸。
4. 保持 30 s，放松。
5. 重复以上步骤 3～5 次。

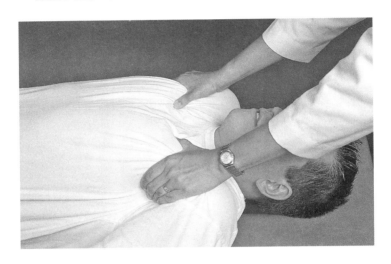

1. 患者仰卧。
2. 操作者立于患者头侧，嘱患者双上肢稍外展。
3. 操作者大拇指贴近患者胸骨和锁骨下方，双手掌置于其第2～第5肋前外侧。
4. 嘱患者深吸气，然后呼气。
5. 在患者呼气时，向后下方施加压力，加强患者呼气功能。
6. 以每秒2次的频率推压患者胸廓，持续3～5 s。
7. 嘱患者再次深呼吸，吸气时操作者给予阻力，然后让患者呼气。
8. 重复步骤5～步骤7，治疗3～5次。
9. 嘱患者再次深呼吸，当吸气开始时，操作者迅速移开双手，彻底解除胸腔的外在压力。
10. 再以每秒2次的频率推压患者胸廓，持续3～5 s。
11. 嘱患者再次深呼吸，当吸气开始时，操作者迅速移开双手，彻底解除胸腔的外在压力。

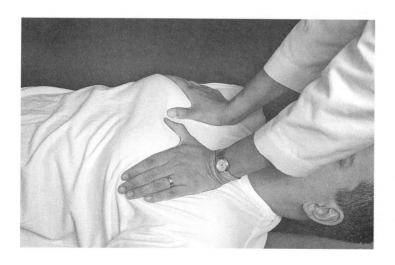

弹性技术(肌筋膜松解术)：肋骨提升

1. 患者仰卧。
2. 操作者坐于患者一侧，将双手指腹置于患侧肋骨下方，距离棘突约 5 cm 处（横突外缘）。
3. 操作者前臂作为支点，双手手指运用杠杆力，将患者肋骨先向前再向外提起。
4. 操作者放松前臂，使患者回到起始位。
5. 重复以上步骤约 5 min，或直到患者感觉放松。

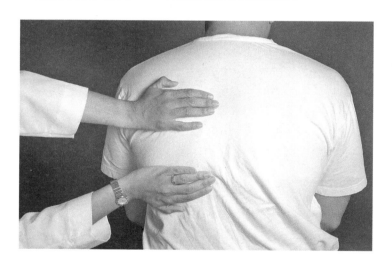

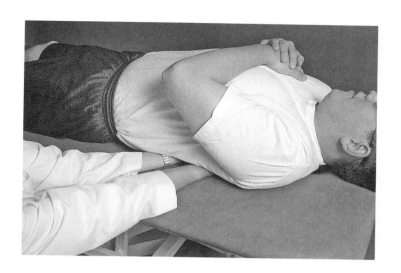

肋骨　肌肉能量技术：第 1 或第 2 肋骨吸气功能障碍

1. 患者仰卧。
2. 操作者立于患者头侧，一手固定患者头部，同时用另一手拇指抵住功能障碍肋骨的外侧面。
3. 嘱患者深呼吸，并通过下压肋骨，同时向患侧侧屈颈部来协助呼气。
4. 下个呼吸周期时，通过持续按压肋骨抵抗患者吸气，呼气时维持按压肋骨的力量。
5. 再次运用更大的力量下压肋骨，及进一步侧屈患者颈部协助呼气。
6. 重复步骤 3～步骤 5，治疗 3～5 次。
7. 将患者恢复到中立位，重新评估。

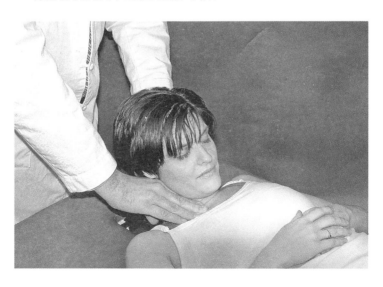

肋骨 肌肉能量技术：第 3～第 10 肋骨吸气功能障碍

1. 患者仰卧。
2. 操作者立于患者头侧，将手掌大、小鱼际置于第 3～第 5 肋骨的前侧（上下运动幅度更大）或第 6～第 10 肋横的外侧（横向运动幅度更大）。
3. 嘱患者做深呼吸。
4. 通过施加阻力抵抗患者吸气。
5. 通过按压肋骨协助患者呼气。
6. 将患者向患侧屈曲和侧弯（参与的肋骨数量越多，屈曲和侧弯的幅度也就越大）。
7. 重复以上步骤 3～5 次。
8. 将患者恢复到中立位，重新评估。

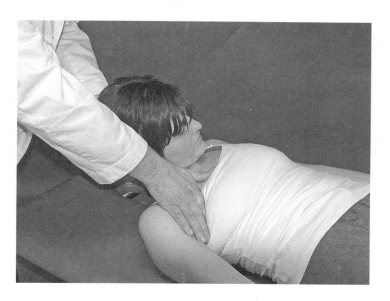

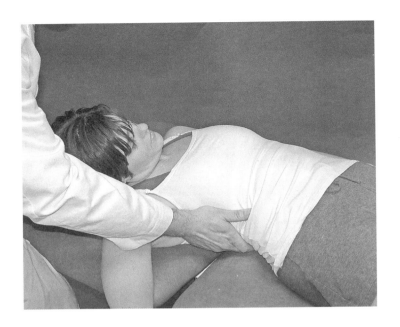

肌肉能量技术：
第 11～第 12 肋骨吸气功能障碍

1. 患者俯卧。
2. 操作者立于患者健侧，双手大鱼际叠按在第 11～第 12 肋骨上。
3. 嘱患者深吸气和深呼气。
4. 在患者呼气时，随着肋骨的运动，双手大鱼际向前下压，以促进肋骨的闭合。
5. 重复步骤 3～步骤 4，治疗 3～5 次。
6. 再次评估。
7. 患者回归中立位。

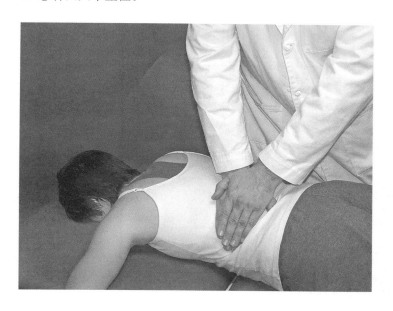

| 肋骨 | 肌肉能量技术：
第 1 肋骨呼气功能障碍 |

1. 患者仰卧。
2. 操作者坐于患者头侧或体侧，将患者患侧手背置于其前额上。
3. 操作者一手叠按在患者前额上的手部，另一手置于患者身体后部第 1 肋骨处后方。
4. 嘱患者吸气，同时抬头（前斜角肌和中斜角肌用力）。
5. 操作者一手施加阻力，阻止患者抬头，另一手在患者身下第 1 肋骨后侧施加向下的力（可以使第 1 肋骨前侧向上运动）。
6. 重复步骤 4～步骤 5，治疗 3～5 次。
7. 患者回归中立位。
8. 再次评估。

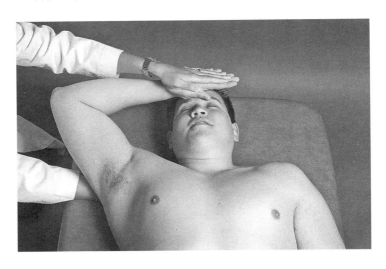

肌肉能量技术：
第 2 肋骨呼气功能障碍

1. 患者仰卧。
2. 操作者坐于患者头侧或体侧，将患者头部转向健侧约 30°。
3. 将患侧手背置于其前额上。
4. 操作者一手按在患者前额上的手部，另一手置于患者身体后部第 2 肋骨后侧。
5. 嘱患者吸气，同时抬头（后斜角肌用力）。
6. 操作者一手施加阻力，阻止患者抬头，另一手在患者身下第 2 肋骨后侧施加向下的力。
7. 重复步骤 5～步骤 6，治疗 3～5 次。
8. 患者回归中立位。
9. 再次评估。

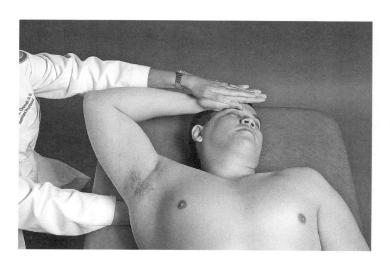

肌肉能量技术：
第 3～第 5 肋骨呼气功能障碍

1. 患者仰卧。
2. 操作者坐于患者患侧，使患者患侧肩关节外展 90°，肘关节屈曲 90°。
3. 操作者一手置于患者患侧上臂。
4. 操作者另一手置于患者身体后部，触及有活动障碍的肋骨（提示：针对呼气功能障碍，关键肋骨是问题肋骨群中最高的一节）。
5. 嘱患者深呼吸，同时向天花板方向抬高患侧肘关节（胸小肌用力）。
6. 操作者置于患侧上肢的手对抗用力，另一只手在患者身体后方牵拉关键肋骨的肋骨角，同时鼓励患者吸气。
7. 重复以上步骤 3 次。
8. 再次评估。

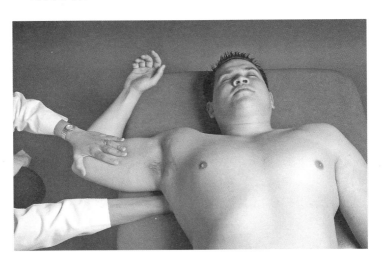

肋骨	肌肉能量技术： 第 6～第 10 肋骨呼气功能障碍

1. 患者仰卧。
2. 操作者坐于患者患侧。
3. 使患者外展患侧上肢并抬高至头侧。
4. 操作者一手置于患者身体后部,触及受累的肋骨水平,另一手(多是靠近头侧手)置于患者患侧肘关节。
5. 嘱患者深呼吸。
6. 吸气过程中,嘱患者肘关节向上推操作者的手(前锯肌用力)。
7. 操作者置于患侧上肢的手对抗用力,另一只手在患者身后关键肋骨的肋骨角处牵拉肋骨,同时鼓励患者吸气。
8. 重复以上步骤 3 次。
9. 再次评估。

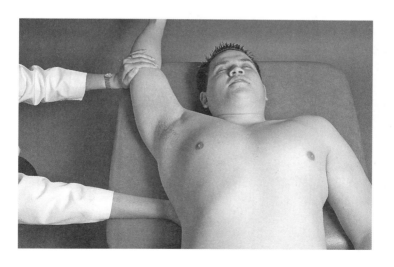

肌肉能量技术：
第 11～第 12 肋骨呼气功能障碍

1. 患者俯卧。
2. 操作者立于患者健侧，将一手大鱼际置于第 11～第 12 肋骨上方。
3. 嘱患者深吸气（腰方肌与膈肌用力）。
4. 吸气过程中，手掌向下按压，呼气放松。手掌跟随肋骨的运动以使肋骨打开（卡钳运动）。
5. 重复步骤 3～步骤 4，治疗 3～5 次。
6. 再次评估。

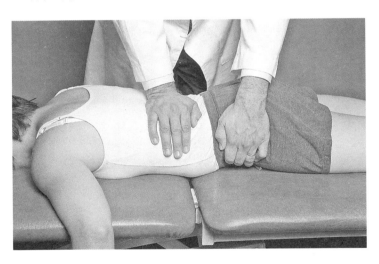

1. 患者俯卧。
2. 操作者立于患者健侧，用头侧手示指置于腰后压痛点上。
3. 操作者屈曲患者患侧膝关节。
4. 用尾侧手托起患者屈曲的膝关节。
5. 后伸并外展患侧髋关节，直至疼痛减轻至少 70%（以患者感觉为准）。
6. 操作者也可内旋或外旋髋关节，以达到最大减轻疼痛的效果。
7. 保持 90 s，或者感觉到患者腰部松弛。
8. 被动回到中立位。
9. 再次评估压痛点（操作者也可以立于患侧，将自己膝关节屈曲置于治疗床上，以支撑患者的下肢）。

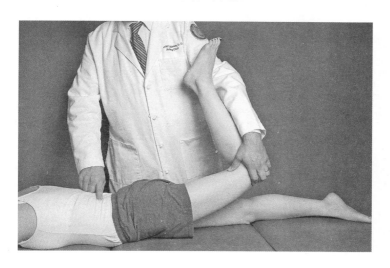

腰部 摆位放松术：腰前压痛点

1. 患者仰卧。
2. 操作者立于患者患侧，将头侧手示指置于腰前压痛点上。
3. 使患者双下肢屈髋屈膝，健侧下肢交叉置于患侧下肢上方，将交叉的双下肢置于操作者支撑在床面上的膝关节上。
4. 利用下肢屈髋屈膝运动，使患者腰椎侧屈和旋转，直至疼痛减轻至少 70%（以患者感觉为准）。
5. 保持 90 s，或者感觉到患者腰部松弛。
6. 被动回到中立位。
7. 再次评估压痛点。

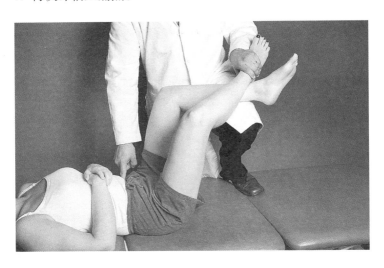

1. 患者俯卧。
2. 操作者立于患者健侧，将一手置于患侧脊旁肌肉上，手掌的大、小鱼际与脊柱垂直(另一手置于患侧髂前上棘)。
3. 侧向拉伸脊柱旁肌肉 3 s，或者拉伸至感到此处肌筋膜已放松。
4. 在腰部不适的各个节段重复此动作。
5. 再次评估。

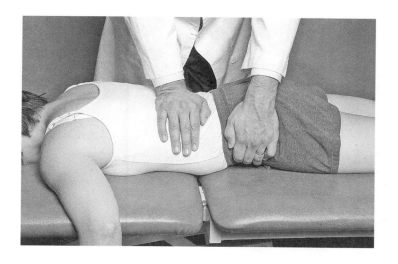

1. 患者取坐位。
2. 患者双臂交叉，双手搭扶于对侧肘关节或肩关节。操作者立于患者后方，使一手大鱼际置于腰椎功能障碍处的旋转侧。
3. 另一手抓握患者的双臂肘尖处。
4. 使患者腰椎前屈，直至置于腰部的手感觉到所在部位为腰椎屈曲的顶点。
5. 侧弯并旋转患者躯干，直至阻力点。
6. 嘱患者向回到中立位的方向，对抗操作者施加的阻力。
7. 持续 3～5 s，然后放松。
8. 侧弯并旋转患者躯干，直到新的阻力位。
9. 重复步骤 6～步骤 8，治疗 3～5 次。
10. 将患者恢复到中立位。
11. 再次评估。

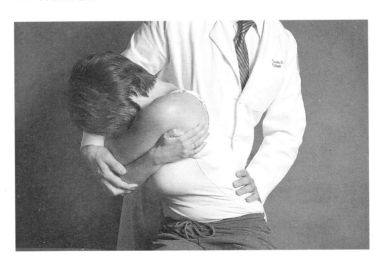

1. 操作者面向患者站立。

2. 患者侧卧，患侧在上。

3. 使患者双下肢屈髋屈膝（图 1），同时操作者用头侧手触诊腰椎受限节段。

4. 操作者调整屈髋屈膝幅度，直至手下感觉到腰椎受限节段的运动。

5. 嘱患者健侧下肢伸直，患侧下肢保持屈曲。

6. 拉住患者健侧上肢近肘窝处，使患者躯干旋转，尽可能使胸背部平躺在治疗床上（图 2）。

7. 嘱患者双手抓握住对侧肘关节。

8. 操作者头侧手穿过患者腋下，前臂置于患者侧肋处，以保持患者躯干的姿势（图 3）。

9. 操作者尾侧前臂置于患侧髂嵴上（图 4）。

10. 旋转患者腰椎，通过扭转放松腰部。

11. 嘱患者做深呼吸，在呼气过程中，操作者尾侧前臂随着呼气的节奏缓慢下压，使患者腰椎运动到阻力位。

12. 操作者利用自身重力，尾侧前臂施加向前下方的推冲力。

13. 将患者恢复到中立位。

14. 再次进行评估。

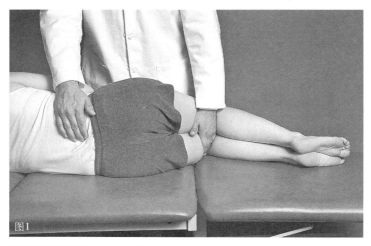

图1

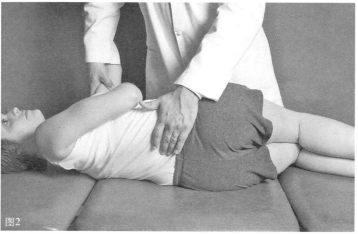

图2

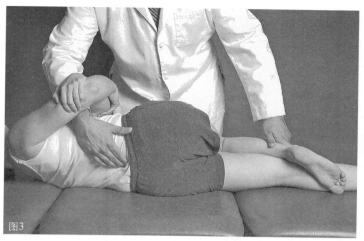

图3

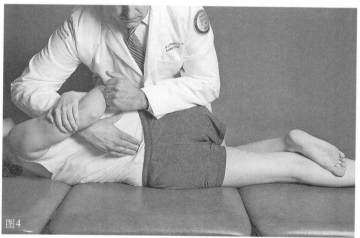

图4

205

1. 患者仰卧。
2. 操作者立于患者一侧，双手张开，置于两侧肋弓下缘。拇指张开，拇指和大鱼际置于肋弓下缘。
3. 让患者先深吸气，然后呼气。
4. 操作者拇指和大鱼际随着患者的呼吸运动，轻柔地旋转和侧屈肋弓以增大膈肌的运动幅度。
5. 重复以上步骤 3～5 次。
6. 再次评估。

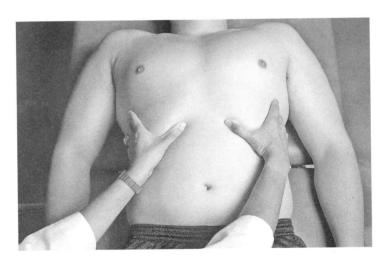

腰部	**肌筋膜松解术：侧副神经节松解（直接手法）**

1. 患者仰卧。
2. 操作者立于患者一侧，触按侧副神经节的治疗区域[腹腔神经节（图 1）；肠系膜上神经节（图 2）；肠系膜下神经节（图 3）]，并评估该处组织张力。
3. 评估以上三个区域的运动，手指随呼吸运动下按，直到组织活动受限处（阻力点）。
4. 给予紧张区域缓慢的向后方的压力，直至紧张得到缓解（或者到患者的忍受极限）。

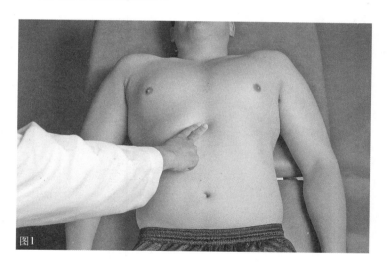

图1

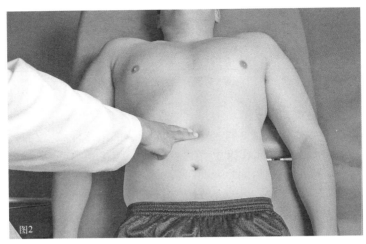

图2

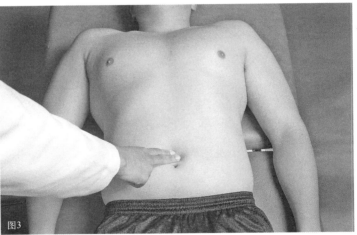

图3

208

Chapman 反射点 | 抑制性治疗

1. 找出 Chapman 反射点。
2. 操作者用拇指或示指在反射点回旋加压 10～30 s。
3. 再次评估该处压痛。

1. 患者仰卧。
2. 操作者立于患者患侧，使患者患侧下肢屈曲。
3. 操作者扶住患侧膝关节，使患者患侧下肢屈曲，直至阻力位。
4. 嘱患者做伸髋动作（运用腘绳肌和臀大肌），同时操作者给予相同的阻力，与之对抗，维持 3～5 s。
5. 嘱患者放松。
6. 进一步屈曲患者下肢，直至达到新的阻力位。
7. 重复以上步骤 3～5 次。
8. 恢复到中立位。
9. 再次评估。

替代方案：

    操作者可更多地利用自身体重替代上身的力量，将患者屈曲的下肢置于操作者肩部，通过上身的前倾来达到阻力位。

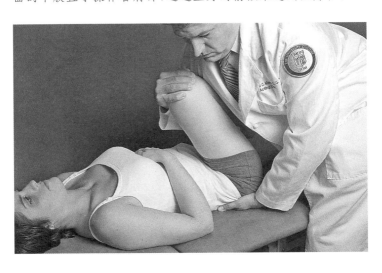

肌肉能量技术：髂骨后旋障碍（患者仰卧位）

1. 患者仰卧，患侧尽量靠近床边。
2. 操作者立于患者患侧，一手按住对侧髂前上棘，以稳定患者。
3. 将患侧下肢移出床面，使其自然下垂，患者髋关节向后伸展。
4. 按压患者膝关节，使髋关节后伸至阻力位。
5. 嘱患者用力屈髋（运用股直肌、缝匠肌和髂肌），操作者施加相同的阻力与之对抗，维持 3～5 s。
6. 嘱患者放松。
7. 进一步后伸患侧髋关节，直至达到新的阻力位。
8. 重复步骤 4～步骤 6，治疗 3～5 次。
9. 恢复到中立位。
10. 再次评估。

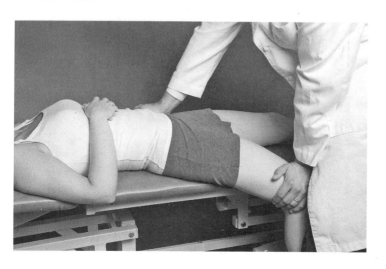

髂骨	**肌肉能量技术：髂骨后旋障碍 （患者俯卧位替代方案）**

1. 患者俯卧位。
2. 操作者立于患者健侧，嘱患者患侧膝关节屈曲。
3. 操作者用尾侧手托起患者患侧膝关节，使患者髋关节向后伸展，直至阻力位。
4. 嘱患者患侧膝关节向床面方向屈髋，进行 3～5 s 等长收缩。
5. 嘱患者放松。
6. 进一步后伸患侧髋关节，直至达到新的阻力位。
7. 重复上述动作 3～5 次。
8. 重复步骤 4～步骤 6，治疗 3～5 次。
9. 恢复到中立位。
10. 再次评估。

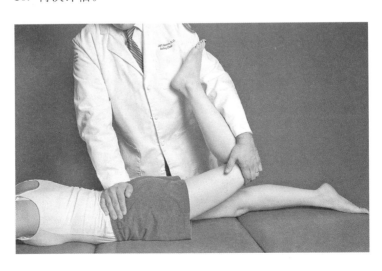

1. 患者仰卧位。
2. 操作者立于患者患侧。
3. 患者患侧膝关节屈曲,将踝关节置于健侧膝关节上("4字"姿势)。
4. 操作者尾侧手置于健侧髂前上棘,以在治疗中稳定骨盆。
5. 操作者头侧手置于患侧膝关节上。
6. 按压膝关节直至出现阻力位。
7. 嘱患者与操作者对抗用力。
8. 维持这个姿势3~5 s。
9. 嘱患者放松。
10. 重复步骤8~步骤9,治疗3~5次,经常能够到达新的阻力位。
11. 恢复到中立位。
12. 再次评估。

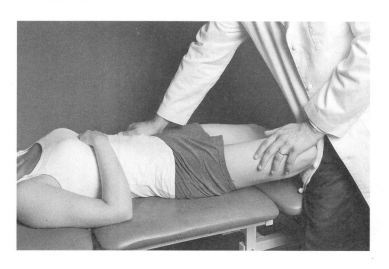

1. 患者仰卧位。

2. 操作者立于患者患侧。

3. 使患者膝关节屈曲 90°。

4. 将患侧足部平置于健侧膝关节外侧。

5. 操作者坐在床边，用头侧手或上身抵靠于患者患侧膝关节。

6. 向健侧施加中等强度的力量，直至阻力位。

7. 操作者尾侧手置于患者身下，侧向牵拉髂后上棘。

8. 嘱患者与操作者对抗用力，维持 3～5 s。

9. 嘱患者放松。

10. 重复上述动作，达到新的阻力位。

11. 重复步骤 9～步骤 10，治疗 3～5 次。

12. 患侧下肢恢复到中立位。

13. 再次评估。

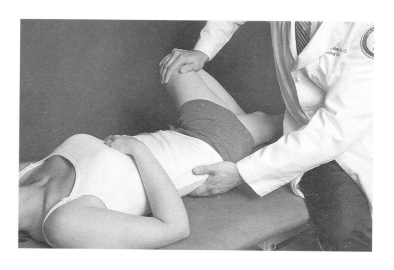

肌肉能量技术：骶骨向前扭转

以骶骨在右斜轴上向右旋转为例（R on R）：

1. 患者侧卧位，斜轴侧（右侧）在上。
2. 操作者面对患者站立，患者双下肢屈髋屈膝 90°。
3. 让患者右臂向后，带动躯干旋转直至胸部朝上。
4. 头侧手触摸骶骨底（左侧）。
5. 向天花板方向抬高患者双足，直至出现阻力位。
6. 嘱患者双足向床面对抗用力，可使左侧臀大肌用力，向后牵拉左侧骶骨底，维持 3～5 s；然后放松。
7. 重复步骤 5～步骤 6，治疗 3～5 次。

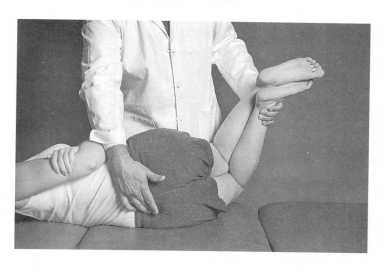

骶骨 肌肉能量技术：骶骨向后扭转

以骶骨在左斜轴上向右旋转为例（R on L）：

1. 患者侧卧位，斜轴侧（左侧）在下。
2. 使患者双侧下肢屈髋屈膝 90°。
3. 操作者面对患者站立，让患者右臂向后，带动躯干旋转至胸部朝上。
4. 头侧手触摸监控骶骨底（右侧）。
5. 屈曲患者上方腿（右侧），将其跨过微屈的左下肢，悬吊于床外。
6. 操作者向地板方向推压患者上方腿的膝关节，直至阻力位。
7. 嘱患者上方大腿及膝关节向天花板方向对抗用力，可使右侧梨状肌用力，向前牵拉左侧骶骨底，维持 3～5 s；然后放松。
8. 重复步骤 6～步骤 7，治疗 3～5 次。

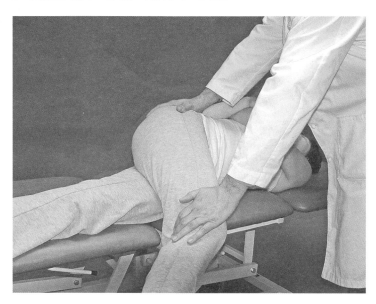

1. 患者侧卧，患侧在上。
2. 操作者面对患者站立，用双手环绕在水肿最近心端的部位。
3. 操作者向肩关节方向做软组织的轻柔按摩移动。
4. 重复此动作，起始部位逐渐远离肩关节，直至水肿远心端。

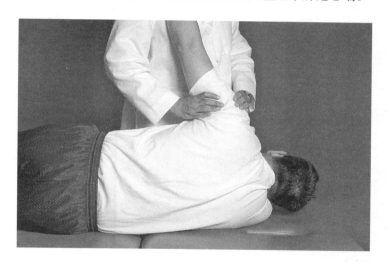

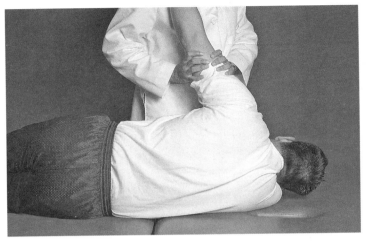

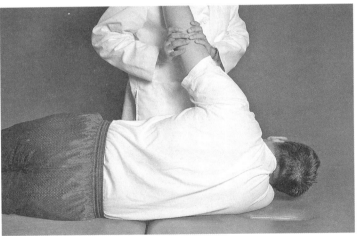

肌肉能量技术：桡骨头后移功能障碍（旋前功能障碍）

1. 患者取坐位。
2. 操作者立于患者患侧，一手抓握患者的手，呈握手状；另一手抓握患者肘关节，拇指位于桡骨头后方。
3. 操作者用拇指将桡骨头近侧端向前推压。
4. 用握患者手之手将患者前臂旋后，直至出现阻力位。
5. 嘱患者前臂旋前，与之对抗（运用旋前圆肌）。
6. 维持 3～5 s，然后嘱患者放松。
7. 重复上述动作，至新的阻力位。
8. 重复步骤 5～步骤 7，治疗 3～5 次。

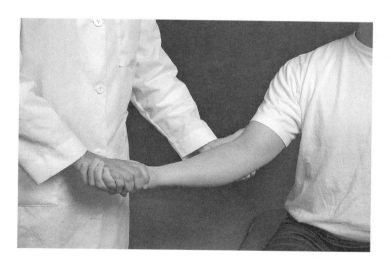

肌肉能量技术：桡骨头前移功能障碍（旋后功能障碍）

1. 患者取坐位。
2. 操作者立于患者患侧，一手抓握患者的手，呈握手状；另一手置于患者肘关节，拇指位于桡骨头前方。
3. 操作者用拇指将桡骨头近侧端向后推压。
4. 用握患者手之手将患者前臂旋前，直至出现阻力位。
5. 嘱患者前臂旋后，与之对抗（运用旋后肌和肱二头肌）。
6. 维持 3～5 s，然后患者放松。
7. 重复上述动作，至新的阻力位。
8. 重复步骤 5～步骤 7，治疗 3～5 次。

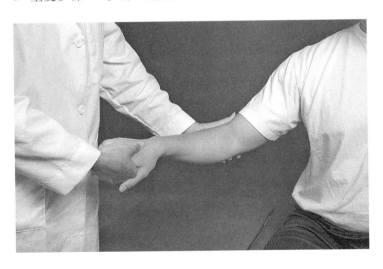

1. 患者仰卧。
2. 操作者立于患者尾侧，用双手背屈患者双足。
3. 在维持患者足背屈状态下，向足底做 2 次/s 的泵样推动，并致使全身晃动。
4. 持续 3～5 min。

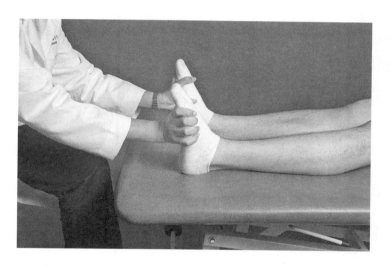

1. 患者仰卧。
2. 操作者坐于患侧床边，患腿置于操作者肩上。
3. 操作者向骨盆方向做软组织的轻柔按摩移动。
4. 重复此动作，起始部位逐渐远离骨盆，直至水肿远心端。

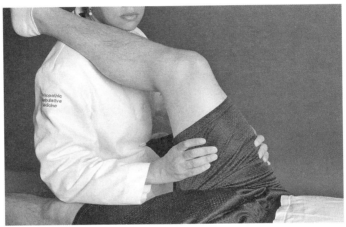

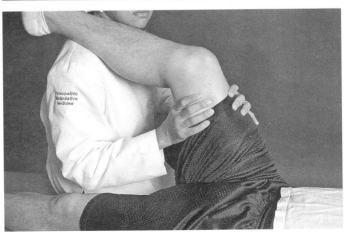

1. 患者俯卧位。
2. 操作者立于患者健侧，嘱患者患侧膝关节屈曲。
3. 操作者头侧手置于 T12～L2 患侧棘突旁，尾侧手托起患者患侧膝关节。
4. 使患者髋关节向后伸展，直至阻力位。
5. 嘱患者患肢向床面用力，腰大肌等长收缩，维持 3～5 s。然后嘱患者放松，再次后伸髋关节至新的阻力位。
6. 重复步骤 4～步骤 5，治疗 3～5 次。

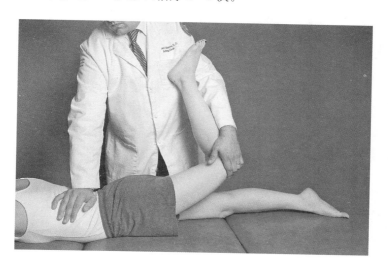

1. 患者仰卧位。
2. 操作者立于或坐于患者患侧，使患侧下肢屈髋屈膝。
3. 使患者髋关节内收及内旋，至阻力位。
4. 嘱患者外展及外旋髋关节，使梨状肌等长收缩，维持 3～5 s。
5. 嘱患者放松，再次内收及内旋髋关节至新的阻力位。
6. 重复以上步骤 3～5 次。

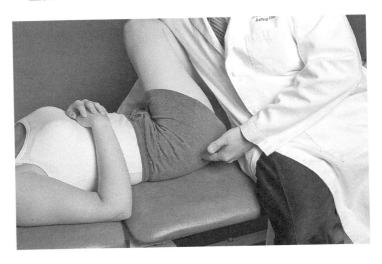

1. 患者仰卧位。
2. 操作者在髂腰肌上寻找压痛点，并用示指标记。
3. 操作者立于患者患侧，使患者患侧屈髋屈膝，寻找可使痛点疼痛减轻的体位。
4. 调整姿势至疼痛最轻的体位（患者自觉疼痛减轻 70% 以上）。
5. 维持该体位 90 s，或者直至肌肉紧张消失。
6. 嘱患者回到中立位。
7. 再次评估。

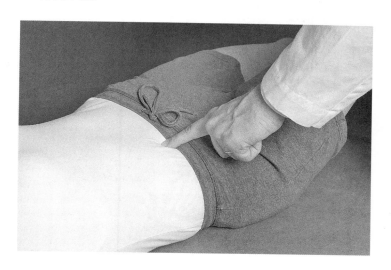

1. 患者仰卧位。
2. 操作者在梨状肌上寻找压痛点，并用示指标记。
3. 操作者立于或坐于患者患侧，使患者患侧屈膝、外展及外旋髋关节，寻找可使痛点疼痛减轻的体位。
4. 调整姿势至疼痛最轻的体位（患者自觉疼痛减轻 70% 以上）。
5. 维持该体位 90 s，或者直至肌肉紧张消失。
6. 嘱患者回到中立位。
7. 再次评估。

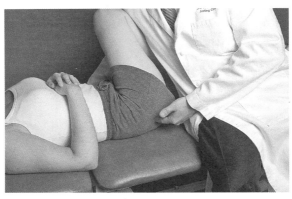

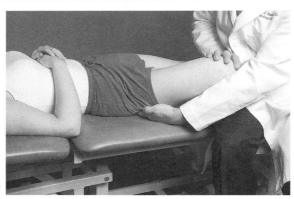

第三部分

特殊检查

牵引试验(椎间孔受压)

1. 患者坐位。
2. 检查者站在患者一侧,一手托住患者下颌,另一手扶其枕部,双手同时用力向头侧牵引。
3. 阳性结果是牵引时疼痛减轻。

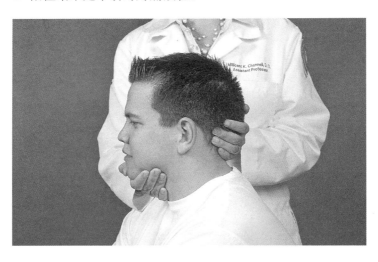

可能与此试验相关的潜在躯体功能障碍
疼痛表明颈椎和胸椎椎旁肌肉痉挛。

颈椎 挤压试验（椎间孔受压）

1. 患者坐位。
2. 检查者站在患者身后，轻轻地向下按压患者头顶部。
3. 阳性结果是引出疼痛。

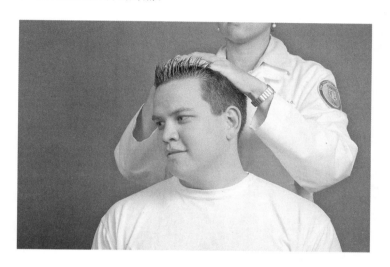

Valsalva 试验(椎间盘病变,椎管内肿瘤或其他占位性病变)

1. 患者坐位。
2. 检查者嘱患者屏住呼吸,并尽量向腹部用力憋气。
3. 阳性结果是引出疼痛。

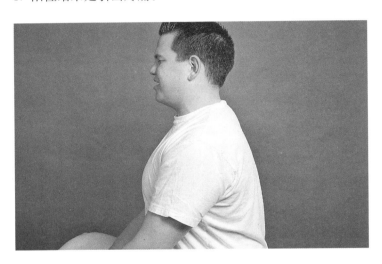

颈椎　吞咽试验(颈椎前部可能的感染, 骨赘,血肿或肿瘤)

1. 患者坐位。
2. 检查者嘱患者做吞咽动作。
3. 阳性结果是引出疼痛或吞咽困难。

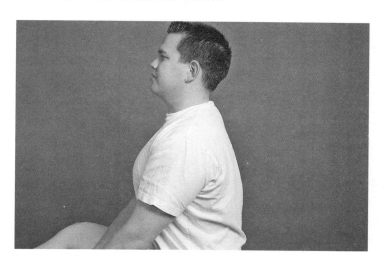

1. 患者坐位。
2. 检查者嘱患者从同侧肩上方向后触摸对侧肩胛骨(外展/外旋)。
3. 然后嘱患者从同侧肩下方触摸对侧肩胛骨下角(内旋/内收)。
4. 比较双侧是否对称、是否有明显的运动受限。

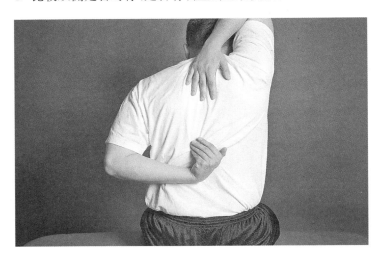

可能与此试验相关的潜在躯体功能障碍

肩袖肌群和肩部其他肌肉紧张会导致运动受限。肌肉紧张会增加其控制的关节运动范围,但限制拮抗肌控制的关节运动范围。

肌　肉	正常功能/紧张引起的 躯体功能障碍	紧张引起的运动受限
冈上肌	外　展	内　收
冈下肌	外　旋	内　旋
小圆肌	外　旋	内　旋
肩胛下肌	内旋/伸展	外旋/屈曲
大圆肌	内旋/内收	外旋/外展
三角肌	除了内收以外的全部运动	除了外展以外的全部运动

1. 患者坐位。
2. 检查者嘱患者臂外展至 90°,并缓慢放下到体侧。
3. 阳性结果是患者手臂不能缓慢流畅地放下或直接掉落到
   体侧。

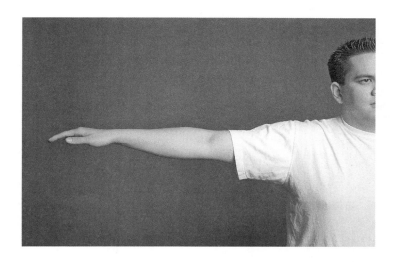

Yergason 试验(肱二头肌肌腱在结节间沟的稳定性)

1. 患者坐位。
2. 检查者站在患者身后,嘱患者曲肘 90°。
3. 检查者一手握住患者肘部,一手握住患者腕部。
4. 检查者在外旋患者前臂的同时,向下压患者的腕部。
5. 嘱患者抵抗前臂外旋。
6. 阳性结果是因为肱二头肌腱滑出肱骨结节间沟而引出疼痛。

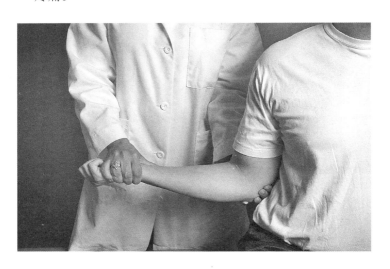

恐惧试验(肩关节前方不稳定)

1. 患者坐位。
2. 检查者站在患者身后,使患者肩关节外展 90°,肘关节屈曲 90°,轻微向前推动肱骨,并外旋前臂。
3. 阳性结果是引发肩关节疼痛或出现即将脱臼的恐惧感。

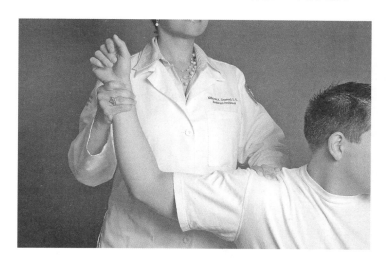

Adson 试验(胸廓出口综合征)(臂丛神经在中斜角肌及后斜角肌间受到卡压)

1. 患者坐位。
2. 检查者站在患者身后,并摸到桡动脉搏动。
3. 稍外展前臂,并伸展肩关节和肘关节。
4. 外旋患者的手臂。
5. 让患者头转向同侧。
6. 阳性结果是桡动脉搏动明显减弱或消失,或是患者疼痛或感觉异常加重。

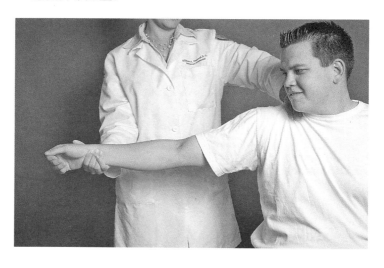

可能与此试验相关的潜在躯体功能障碍

靠近或包绕臂丛神经的斜角肌紧张会压迫或刺激神经。

- 中斜角肌
- 后斜角肌

军姿试验（肋锁综合征试验）（臂丛神经在锁骨与第 1 肋骨之间受到卡压）

1. 患者坐位。
2. 检查者站在患者身后，用一只手触诊桡动脉搏动，并使肩关节后伸，同时另一只手下压肩关节。
3. 阳性结果是桡动脉搏动显著减弱或消失，或患者疼痛或感觉异常加重。

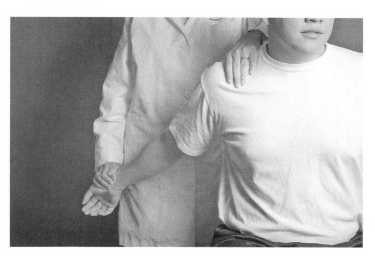

可能与此试验相关的潜在躯体功能障碍

锁骨或第 1 肋骨的功能障碍可刺激臂丛神经。

上肢 Wright 试验（臂丛神经在胸小肌下受压）

1. 患者坐位。
2. 检查者站在患者身后，用一只手触诊桡动脉搏动。
3. 外展并稍后伸患者的上肢至头顶。
4. 阳性结果是桡动脉搏动显著减弱或消失，或疼痛或感觉异常加重。

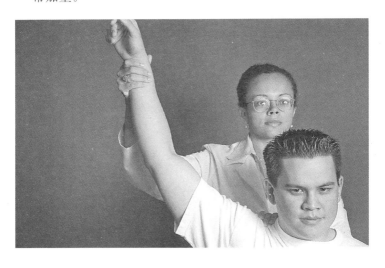

可能与此试验相关的潜在躯体功能障碍

胸小肌临近臂丛神经，如果紧张，可压迫或刺激臂丛神经。

1. 患者坐位。
2. 叩击肘关节内侧肱骨内上髁后部。
3. 阳性结果是在尺神经支配区域(第四手指和第五手指)产生疼痛症状。

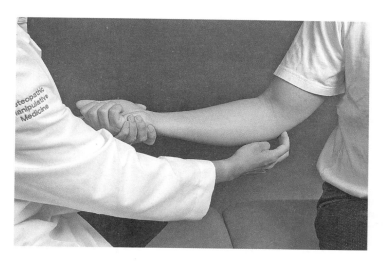

可能与此试验相关的潜在躯体功能障碍

尺神经受压可能来自以下原因:

- 腕屈肌紧张
- 尺骨功能障碍

Allen 试验（尺动脉、桡动脉在
手部供血不足）

1. 患者坐位。
2. 检查者嘱患者先做几次手掌握拳、张开的动作，然后用力握拳。
3. 在腕部压迫患者的尺、桡动脉。
4. 检查者嘱患者张开手掌（手掌应该是苍白的）。
5. 放松一个被压迫的动脉（患者的手应该恢复红润）。
6. 阳性结果是手部恢复红润缓慢或根本没有恢复。
7. 重复上述步骤，放松另一个动脉。

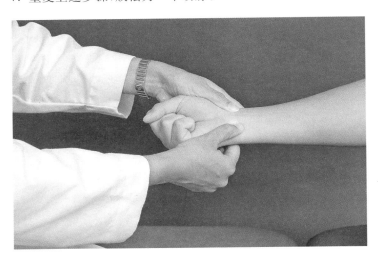

可能与此试验相关的潜在躯体功能障碍
动脉血供不足可能来自以下原因：
- 腕骨功能障碍
- 腕屈肌紧张
- 尺骨和桡骨的功能障碍

Finkelstein 试验
（狭窄性肌腱滑膜炎/腱鞘炎）

1. 患者坐位。
2. 检查者嘱患者握拳，并将拇指握于掌心。
3. 固定患者前臂，同时将手腕向尺侧偏。
4. 阳性结果是手腕部或桡骨远端疼痛。

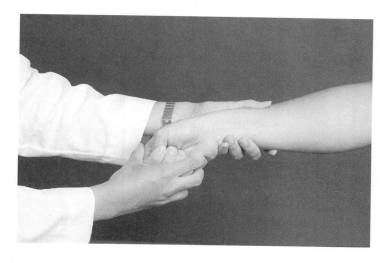

可能与此试验相关的潜在躯体功能障碍

踇长展肌和拇短伸肌的紧张和过度使用可刺激相关肌腱。

Phalen 试验(腕管综合征)

1. 患者坐位。
2. 患者双手尽可能屈腕,并保持这个姿势 1 min。
3. 阳性结果是在正中神经支配区域出现感觉异常(拇指、示指、中指和环指桡侧)

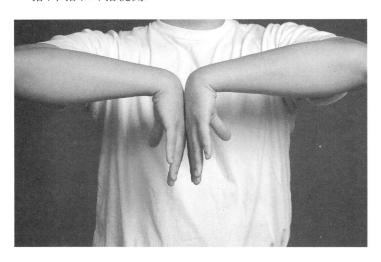

可能与此试验相关的潜在躯体功能障碍

正中神经受压可能由以下因素:

- 腕骨功能障碍
- 腕屈肌紧张
- 尺骨和桡骨的功能障碍
- 屈肌支持带紧张

1. 患者坐位。
2. 检查者背伸患者腕关节，轻敲腕管部。
3. 阳性结果是在正中神经支配区域出现感觉异常（拇指、示指、中指和环指桡侧）

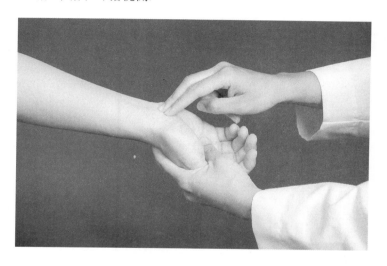

可能与此试验相关的潜在躯体功能障碍

正中神经受压可能由以下因素：

- 腕骨功能障碍
- 腕屈肌紧张
- 尺骨和桡骨的功能障碍

上肢 网球肘试验(肱骨外上髁炎)

1. 患者坐位。
2. 检查者面对患者。
3. 患者先将前臂旋前、腕部屈曲,然后嘱患者做与检查者对抗的前臂旋后动作。
4. 肱骨外上髁疼痛提示肱骨外上髁炎;肱骨内上髁疼痛提示肱骨内上髁炎,也被称为"高尔夫肘"。

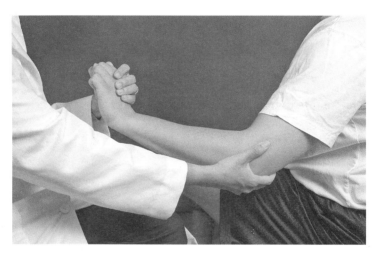

可能与此试验相关的潜在躯体功能障碍

前臂伸肌附着于肱骨外上髁,前臂伸肌紧张和疼痛可能与肱骨外上髁炎有关。

前臂屈肌附着于肱骨内上髁,前臂屈肌紧张和疼痛可能与肱骨内上髁炎有关。

上肢 肘关节韧带的稳定性试验

1. 患者坐位。
2. 检查者面对患者。
3. 患者的肘关节伸展，检查者一手紧握患者的腕关节和肱骨远端。
4. 检查者先将另一手放于肘关节外侧，向内推（图1），然后将另一手放于肘关节内侧，向外推（图2）。
5. 阳性结果是肘关节出现运动过度，表明侧副韧带撕裂（外翻应力：内侧副韧带；内翻应力：外侧副韧带）。

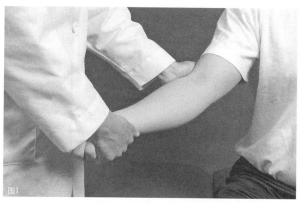

图1

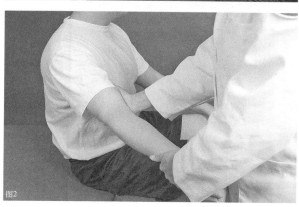

图2

1. 患者站立，背对检查者。
2. 检查者嘱患者单腿站立。
3. 阳性结果是出现抬腿侧髋部下降，表明站立侧臀中肌无力。

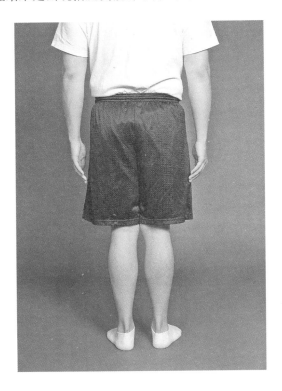

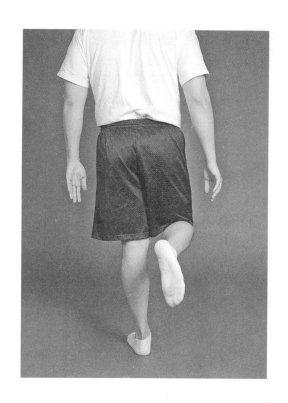

膝关节检查：前抽屉试验（前交叉韧带撕裂）

1. 患者仰卧位。
2. 指导患者屈髋 45°，屈膝 90°，脚平放在床面上。
3. 检查者坐在患者被评估一侧的前足上。
4. 检查者双手握住患者胫骨上端，一手拇指放在胫骨内侧，另一手拇指放在胫骨外侧。
5. 向前拉胫骨。
6. 阳性结果是膝关节松弛，胫骨相对于股骨较易向前滑动。

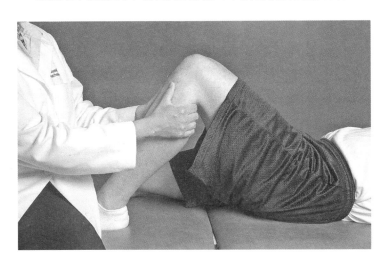

膝关节检查: 后抽屉试验
(后交叉韧带撕裂)

1. 患者仰卧位。
2. 指导患者屈髋 45°,屈膝 90°,脚平放在床面上。
3. 检查者坐在患者被评估一侧的前足上。
4. 检查者双手握住患者胫骨上端,一手拇指放在胫骨内侧,另一手拇指在胫骨外侧。
5. 向后推胫骨。
6. 阳性结果是膝关节松弛,胫骨相对于股骨较易向后滑动。

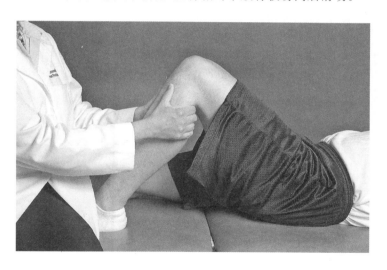

1. 患者俯卧位。
2. 检查者嘱患者屈曲膝关节 90°。
3. 检查者在患者足跟施加向下的压力,同时内旋或外旋患者小腿。
4. 阳性结果是引起疼痛,提示半月板撕裂。

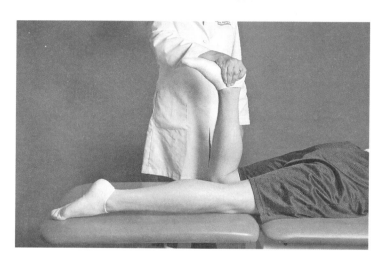

1. 患者俯卧位。
2. 检查者嘱患者屈曲膝关节 90°。
3. 检查者一手固定股骨远端。
4. 检查者另一手向上拉患者的足跟,同时内旋或外旋患者小腿。
5. 阳性结果是引起疼痛,提示韧带撕裂。

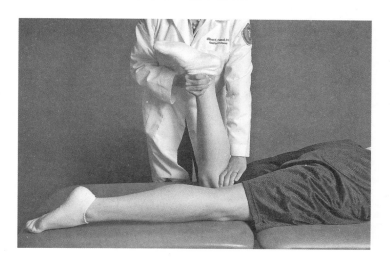

下肢 **Lachman 试验(前交叉韧带撕裂)**

1. 患者仰卧。
2. 检查者一手抓握患者的胫骨近端,另一只手固定患者股骨
   远端。
3. 向前拉胫骨。
4. 阳性结果是膝关节松弛,胫骨相对于股骨较易向前滑动。

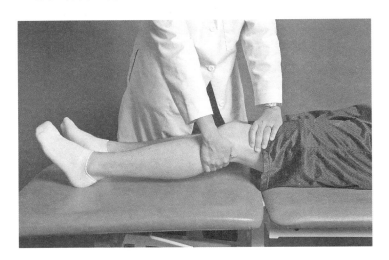

下肢 | **McMurray** 试验（内侧半月板后角撕裂）

1. 患者仰卧。
2. 检查者嘱患者屈膝 90°。
3. 检查者一手抓住患者的足跟，另一只手扶稳膝关节。
4. 向外旋转胫骨，同时施加外翻应力在膝关节。
5. 慢慢伸展膝关节。
6. 阳性结果是关节内弹响，或患者感到疼痛。

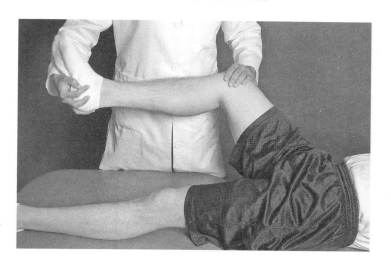

McMurray 试验(外侧半月板撕裂)

1. 患者仰卧。
2. 检查者嘱患者屈膝 90°。
3. 检查者一手抓住患者的足跟,另一只手扶稳膝关节。
4. 向内旋转胫骨,同时施加内翻应力在膝关节。
5. 慢慢伸展膝关节。
6. 阳性结果是关节内弹响,或患者感到疼痛。

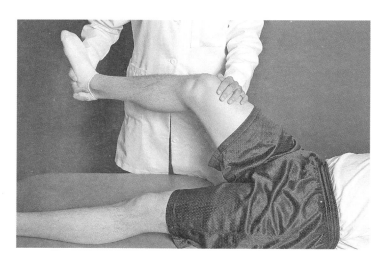

髌骨研磨试验(软骨软化)

1. 患者仰卧。
2. 检查者向远端推髌骨,并保持住。
3. 嘱患者主动收缩股四头肌。
4. 阳性结果是患者感觉疼痛,或检查者感到有摩擦感。

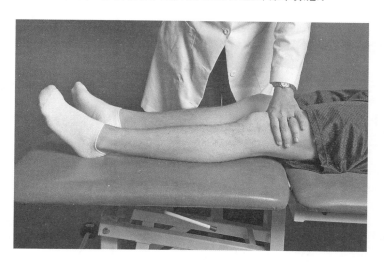

外翻应力试验(内侧副韧带撕裂)

1. 患者仰卧。
2. 指导患者轻轻屈曲膝关节。
3. 检查者一只手抓住患者的脚踝,另一只手放在膝关节外侧。
4. 施加一个向内侧(外翻)的压力。
5. 阳性结果是膝关节内侧关节间隙增大。

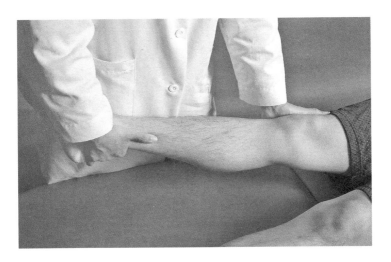

内翻应力试验（外侧副韧带撕裂）

1. 患者仰卧。
2. 指导患者轻轻屈曲膝关节。
3. 检查者一只手抓住患者的脚踝，另一只手放在膝关节内侧。
4. 施加一个向外侧（内翻）的压力。
5. 阳性结果是膝关节外侧关节间隙增大。

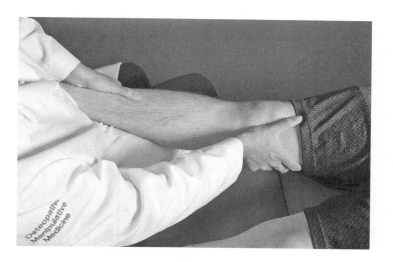

踝关节不稳的前抽屉试验
（距腓前韧带和其他相关韧带撕裂）

1. 患者仰卧。
2. 检查者一手握住跟骨后侧，另一手固定胫骨和腓骨前侧。
3. 向前抽拉足跟。
4. 与健侧踝比较。
5. 阳性结果是踝关节松弛，距骨相对于胫骨较易向前滑动。

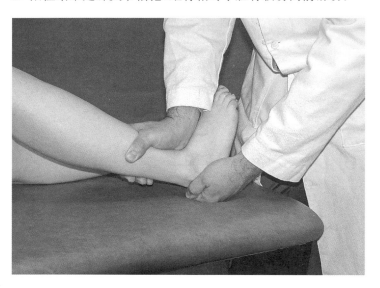

可能与此试验相关的潜在躯体功能障碍
胫骨在距骨上前移的下肢躯体功能障碍可能表现为踝关节的
前抽屉试验弱阳性。

直腿抬高试验(腰椎间盘突出症引起的坐骨神经卡压)

1. 患者仰卧位。
2. 站在患者一侧,检查者一手抓住患者测试侧的足后跟,另一手扶持膝关节(保持膝关节伸直)。
3. 帮助患者屈曲髋关节至 70°,或至患者感到不适的角度。
4. 如果屈髋小于 70°出现疼痛,降低腿的位置至刚好不出现疼痛的角度。
5. 背屈足部。
6. 测试阳性结果是屈髋小于 70°时足背屈引发下肢根性疼痛。

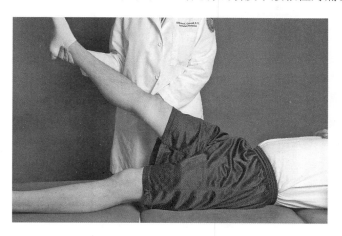

与此试验相关的潜在躯体功能障碍
与坐骨神经相邻的肌肉紧张会压迫或刺激该神经。

- 梨状肌
- 腘绳肌
  - 半腱肌
  - 半膜肌
  - 股二头肌

髋部坠落试验（腰椎侧弯）

1. 患者站立。
2. 检查者定位患者髂嵴外侧。
3. 嘱患者屈曲一侧膝关节，并保持足跟不离开地面。
4. 测试阳性结果是当腰椎向屈曲侧膝关节侧弯时，屈膝侧髋关节下降小于 25°。

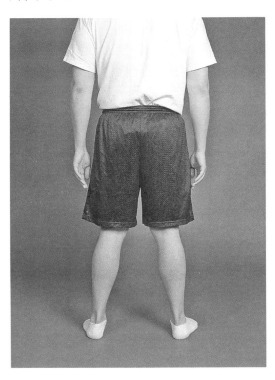

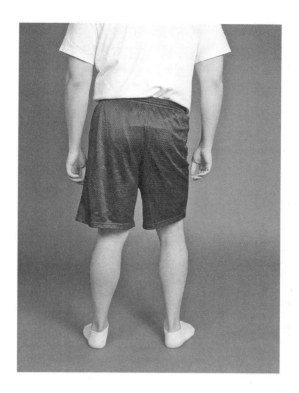

与此试验相关的潜在躯体功能障碍

　　腰椎功能障碍是阳性结果的主要原因。腰大肌、腰方肌或者腰椎周围肌肉的紧张，可能是导致腰椎侧弯时髋关节下降减小的潜在原因。

骨盆 髂前上棘挤压试验
（定位单侧骨盆的功能障碍）

1. 患者仰卧位。
2. 检查者站在患者旁边，主眼视线与患者身体中线平行。
3. 将双手大鱼际分别置于患者双侧髂前上棘最高点。
4. 分别按压单侧的髂前上棘，每侧 1 次。
5. 测试阳性结果是活动受限一侧功能障碍。

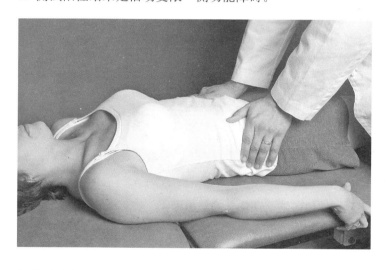

与此试验相关的潜在躯体功能障碍

　　这是单侧骶髂关节功能障碍测试，阳性结果可能提示一侧髂骨或骶骨的功能障碍。髂骨和骶骨体表标志的位置变化将进一步明确躯体功能障碍的诊断。

骨盆　站立屈曲试验(定位单侧骨盆的功能障碍)

1. 患者站立位。
2. 定位患者双侧髂后上棘。
3. 将双手拇指分别置于双侧髂后上棘的下方凹陷处。
4. 嘱患者缓慢向前弯腰(不要弯曲膝关节)。
5. 测试阳性结果是在弯腰停止时,一侧髂后上棘较另一侧明显上移。

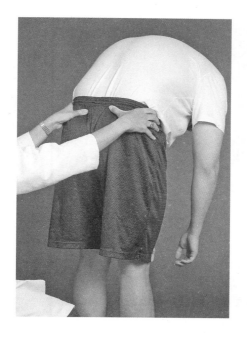

与此试验相关的潜在躯体功能障碍

　　髂骨功能障碍最有可能引起站立屈曲试验阳性;但是,骶骨功能障碍、耻骨功能障碍,或对侧腘绳肌紧张都可能会引起测试结果阳性。

坐位屈曲试验(定位单侧骨盆的功能障碍,特别是骶骨)

1. 患者坐位。
2. 定位患者双侧髂后上棘。
3. 将双手拇指分别置于双侧髂后上棘的下方凹陷处。
4. 嘱患者缓慢向前弯腰。
5. 测试阳性结果是在弯腰停止时,一侧髂后上棘较另一侧明显上移。

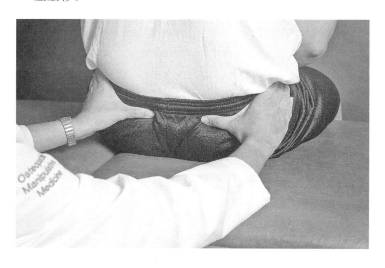

与此试验相关的潜在躯体功能障碍

　　骶骨功能障碍可导致此测试结果阳性,阳性结果决定了骶髂关节功能障碍的发生侧。在骶骨扭转的情况下,阳性侧与扭转的斜轴相反。

腰骶部弹性试验(骶骨底后侧)

1. 患者俯卧位,用肘部将上身支撑起。
2. 检查者将手掌根部置于腰骶关节处,并按压数次。
3. 测试结果阳性是掌根感觉到腰骶关节处弹性降低或消失。

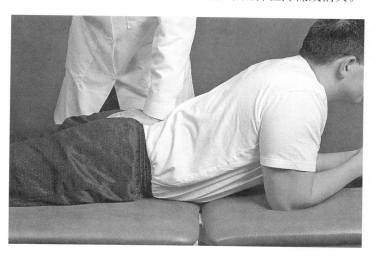

与此试验相关的潜在躯体功能障碍

腰骶部弹性试验阳性提示 L5 相对于骶骨屈曲和骶骨底伸展。骶骨扭转(右轴左旋,左轴右旋)、单侧或双侧骶骨伸展障碍时均可发生。

第四部分

图表摘要

潜在的上肢神经卡压

1. 斜角肌卡压臂丛神经的上下支
2. 第 1 肋吸气功能障碍卡压臂丛神经下支
3. 胸小肌卡压臂丛神经下支
4. 桡骨头功能障碍卡压桡神经
5. • 旋前圆肌功能障碍卡压正中神经
   • 腕屈肌功能障碍卡压正中神经(与肱骨内上髁炎有关)
6. 腕伸肌功能障碍卡压桡神经(与肱骨外上髁炎有关)
7. 腕骨功能障碍和腕管综合征卡压正中神经
8. 腕骨功能障碍卡压尺神经

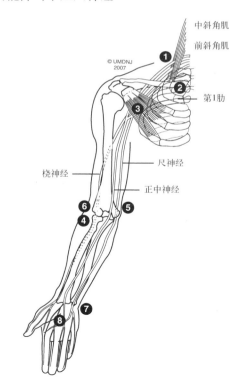

潜在的下肢神经卡压

1. 腰大肌卡压股神经
2. 梨状肌或腘绳肌卡压坐骨神经
3. 腓骨小头功能障碍卡压腓浅神经
4. 小腿前肌间隔功能障碍卡压腓深神经
5. 髂腰韧带、腰椎或髂骨功能障碍卡压髂腹下神经/髂腹股沟神经、生殖股神经和/或股外侧皮神经
6. 踝管卡压胫神经

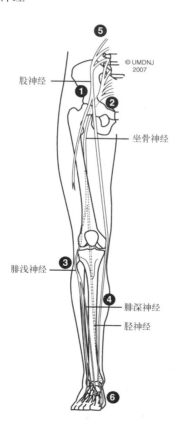

股神经

坐骨神经

腓浅神经

腓深神经

胫神经

© UMDNJ
2007

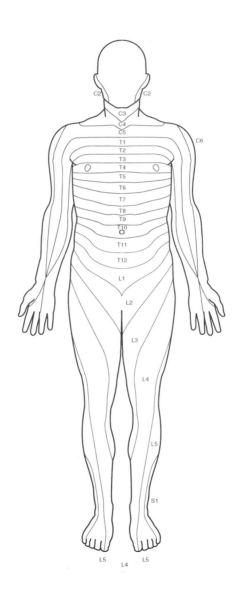

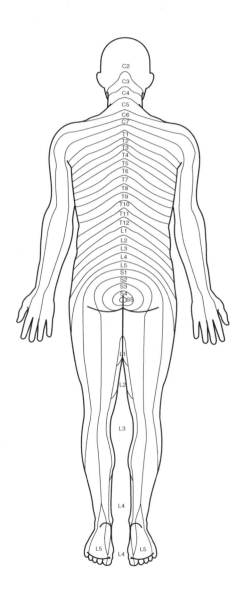

反　射

上肢

反　射	神经根
肱二头肌反射	C5～C6

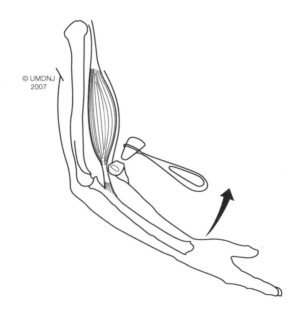

反　　射	神经根
肱桡肌反射	C6

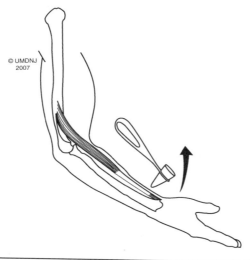

反　　射	神经根
肱三头肌反射	C7

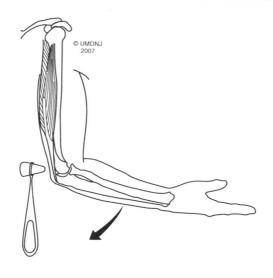

下肢

反 射	神经根
膝跳反射	L4

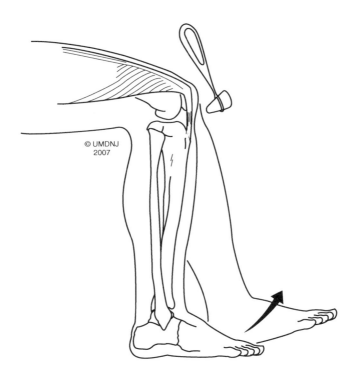

反　射	神经根
跟腱反射	S1

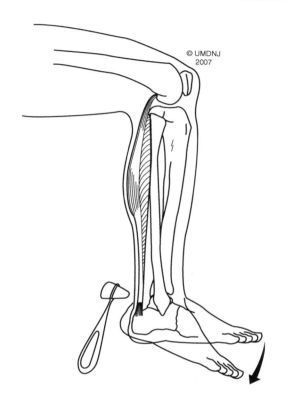

肌　力

上肢

肌肉运动	肌　肉	神　经	神经根
手臂外展	三角肌	腋神经	C5～C6

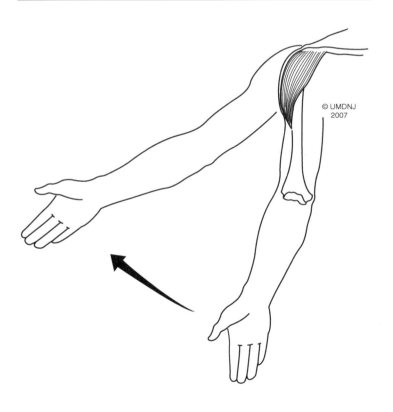

© UMDNJ
2007

肌肉运动	肌　肉	神　经	神经根
屈　肘	肱二头肌	肌皮神经	C5～C6

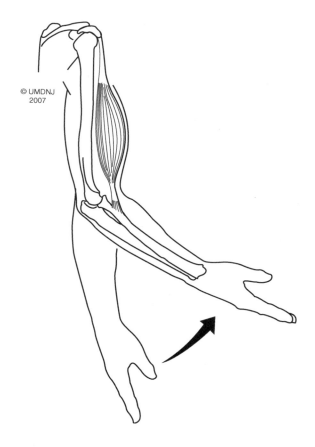

肌肉运动	肌　肉	神　经	神经根
伸　肘	肱三头肌	桡神经	C6～C8

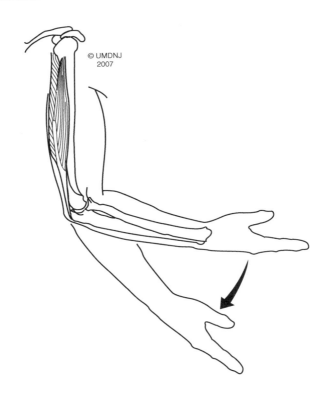

肌肉运动	肌 肉	神 经	神经根
腕关节屈曲	桡侧腕屈肌	桡神经	C6～C7
腕关节屈曲	尺侧腕屈肌	尺神经	C7～T1

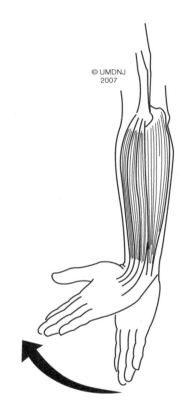

© UMDNJ
2007

肌肉运动	肌 肉	神 经	神经根
腕关节伸展	桡侧腕伸肌	桡神经	C6～C7

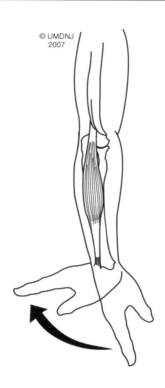

© UMDNJ
2007

肌肉运动	肌 肉	神 经	神经根
手指外展	骨间背侧肌	尺神经	C8～T1

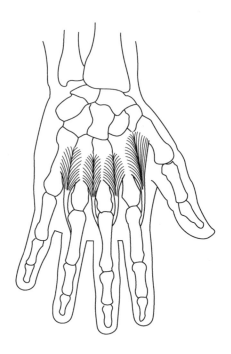

肌肉运动	肌　肉	神　经	神经根
手指内收	骨间掌侧肌	尺神经	C8～T1

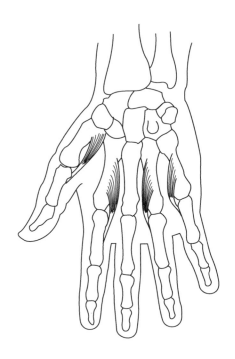

下肢

肌肉运动	肌　肉	神　经	神经根
足背曲	胫骨前肌	腓深神经	L4～L5

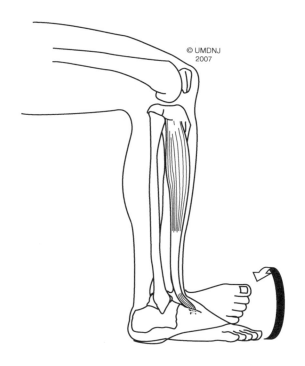

© UMDNJ
2007

肌肉运动	肌　肉	神　经	神经根
足外翻	腓骨长肌	腓浅神经	L5～S1

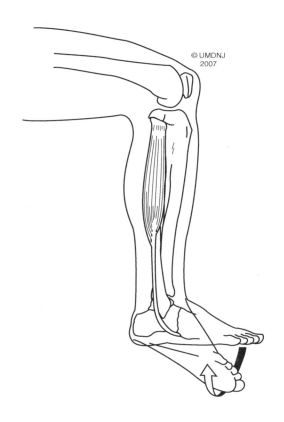

颅骨掌控

第四脑室掌控

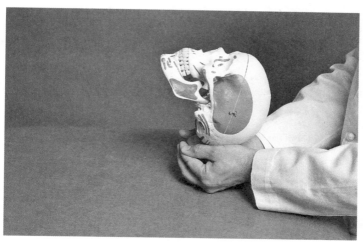

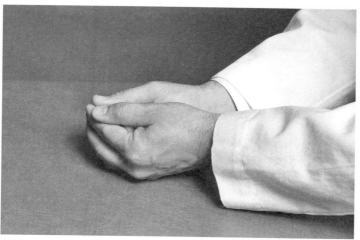

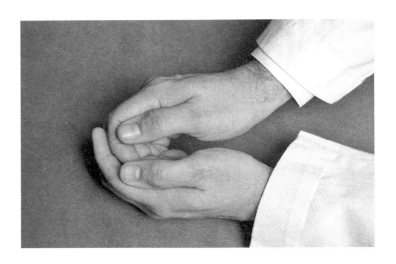

前额掌控

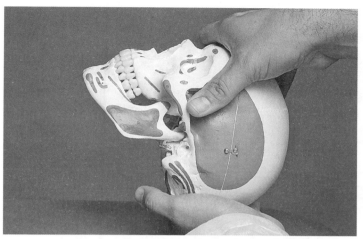

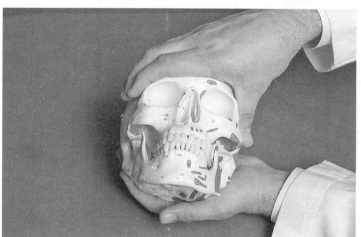

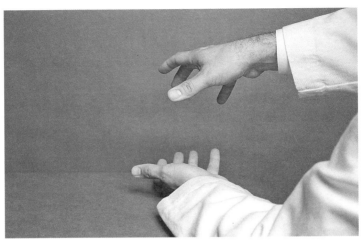

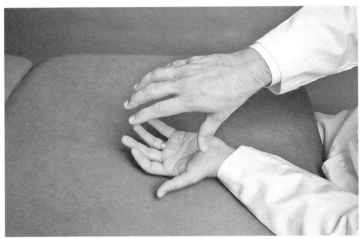

拱顶掌控

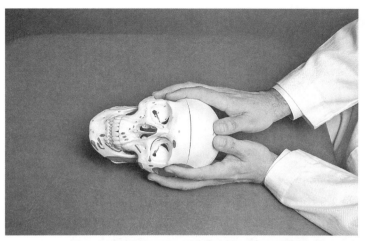

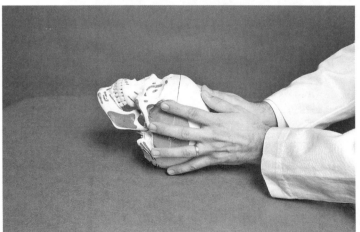

颅骨的诊断

屈 曲 相[a]	
蝶枕结合	向　上
蝶骨左翼	向前下
蝶骨右翼	向前下
左侧枕骨	向后下
右侧枕骨	向后下

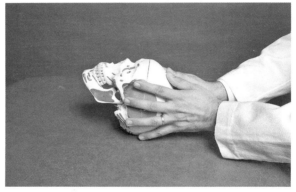

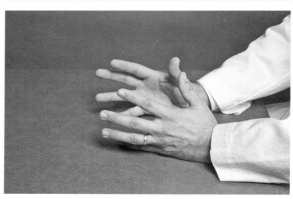

手的摆放位置对于诊断来说极其重要。

伸　展　相	
蝶枕结合	向　下
蝶骨左翼	向后上
蝶骨右翼	向后上
左侧枕骨	向前上
右侧枕骨	向前上

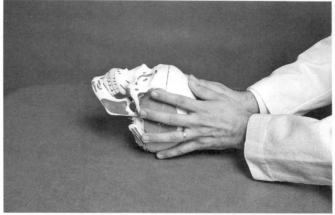

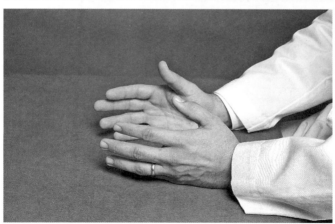

手的摆放位置对于诊断来说极其重要。

a　摘自 Essig-Beatty D R.（2006）. The Pocket Manual of OMT（p. 263）. Philadelphia：Lippincott Williams and Wilkins.

左 外 侧 损 伤[a]	
蝶骨右翼	向后外
蝶骨左翼	向前内
右侧枕骨	向后内
左侧枕骨	向前外

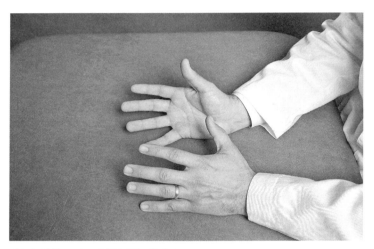

手的摆放位置对于诊断来说极其重要。

右 外 侧 损 伤	
蝶骨右翼	向前内
蝶骨左翼	向后外
右侧枕骨	向前外
左侧枕骨	向后内

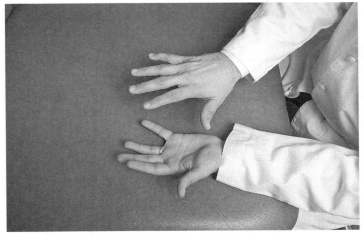

手的摆放位置对于诊断来说极其重要。

损伤以蝶枕结合的运动方向命名。

a　摘自 Essig-Beatty D R.（2006）. The Pocket Manual of OMT（p. 263）.
　　Philadelphia：Lippincott Williams and Wilkins.

左　扭　转[a]	
蝶骨右翼	向下
蝶骨左翼	向上
右侧枕骨	向上
左侧枕骨	向下

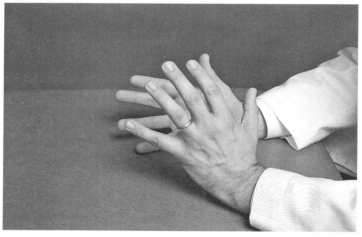

手的摆放位置对于诊断来说极其重要。

右 扭 转	
蝶骨右翼	向上
蝶骨左翼	向下
右侧枕骨	向下
左侧枕骨	向上

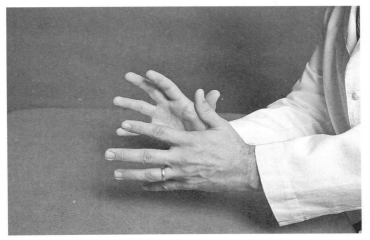

手的摆放位置对于诊断来说极其重要。

扭转以处于高位的蝶骨翼的名称命名。

a 摘自 Essig-Beatty D R.（2006）. The Pocket Manual of OMT（p. 263）.
   Philadelphia：Lippincott Williams and Wilkins.

左侧弯伴旋转[a]	
蝶骨右翼	向后上
蝶骨左翼	向前下
右侧枕骨	向前上
左侧枕骨	向后下

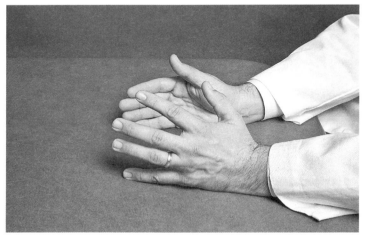

手的摆放位置对于诊断来说极其重要。

右侧弯伴旋转	
蝶骨右翼	向前下
蝶骨左翼	向后上
右侧枕骨	向后下
左侧枕骨	向前上

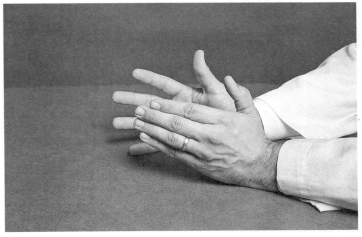

手的摆放位置对于诊断来说极其重要。

侧弯伴旋转功能障碍以凸侧的位置命名。

a 摘自 Essig-Beatty D R. (2006). The Pocket Manual of OMT (p. 263). Philadelphia: Lippincott Williams and Wilkins.

下　剪　切[a]	
蝶骨右翼	向上
蝶骨左翼	向上
右侧枕骨	向下
左侧枕骨	向下

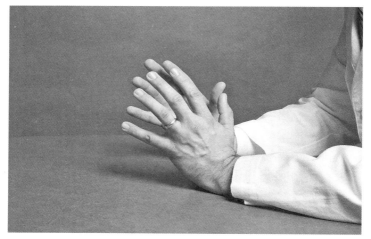

手的摆放位置对于诊断来说极其重要。

上 剪 切	
蝶骨右翼	向下
蝶骨左翼	向下
右侧枕骨	向上
左侧枕骨	向上

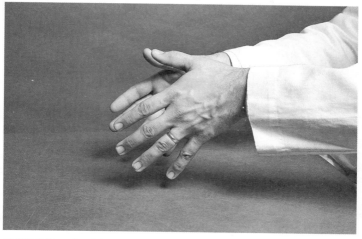

手的摆放位置对于诊断来说极其重要。

剪切(垂直损伤)是以蝶骨基底部的运动方向命名的。

a 摘自 Essig-Beatty D R.（2006）. The Pocket Manual of OMT（p. 263）. Philadelphia：Lippincott Williams and Wilkins.

骶骨的诊断

记忆骶骨诊断的关键点

- 坐位屈曲试验只能确定骶骨活动异常的一侧。
- 斜轴是坐位屈曲试验阳性侧的对侧,是骶骨运动正常的一侧。

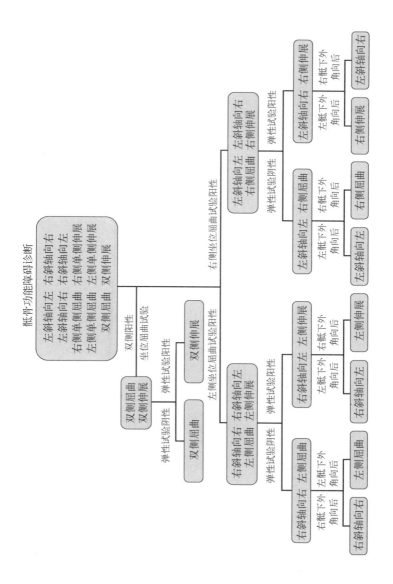

骶骨功能障碍诊断

左斜轴向左 右斜轴向右
左斜轴向右 右斜轴向左
右侧单侧屈曲 右侧单侧伸展
左侧单侧屈曲 左侧单侧伸展
双侧屈曲 双侧伸展

坐位屈曲试验

双侧阳性

弹性试验阳性

双侧屈曲 双侧伸展

弹性试验阴性

双侧屈曲

弹性试验阳性

双侧伸展

左侧坐位屈曲试验阳性

右斜轴向右 左侧屈曲

弹性试验阴性

右斜轴向右 左侧屈曲

右骶下外 右斜轴向右
角向后

左侧屈曲

右斜轴向左 左侧伸展

弹性试验阳性

右斜轴向左 左侧伸展

左骶下外 右斜轴向左
角向后

左侧伸展

右侧坐位屈曲试验阳性

左斜轴向左 右侧屈曲

弹性试验阴性

左斜轴向左 右侧屈曲

左骶下外 左斜轴向左
角向后

右侧屈曲

左斜轴向右 右侧伸展

弹性试验阳性

左斜轴向右 右侧伸展

右骶下外 左斜轴向右
角向后

右侧伸展

缩写词和缩略语

AA	寰枢关节	m.	肌肉
Abd	腹部	MCP	掌指关节
ASIS	髂前上棘	ME	肌肉能量技术
attn	注意事项	MFR	肌筋膜松解术
CN	脑神经	mm	肌群
CPT	常见程序术语	n.	神经
CR	颅骶技术	nn	神经束
CRI	颅骨节律性脉冲	OA	寰枕关节
CS	摆位放松术	OMM	整骨医学
CV4	第四脑室掌控	OMT	整骨治疗
FPR	协调位放松术	PINS	神经肌肉结构渐进
GERD	胃食管反流		性抑制
GI	胃肠道	PSIS	髂后上棘
HVLA	高速/低幅技术	SBS	蝶枕软骨结合部
IBD	炎性肠病	SI	骶髂关节
IBS	肠易激综合征	TMJ	颞颌关节
ICS	肋间隙	tx	治疗
IBT	髂胫束	UE	上肢
LE	下肢		

参考文献

1. Alix ME, Bates KC (1999). A proposed etiology of cervicogenic headache: The neurophysiologic basis and anatomic relationship between the dura mater and the rectus posterior capitis minor muscle. Journal of Manipulative and Physiological Therapeutics, 8, (Oct 22), 534 – 539.

2. AOA. (2003). Foundations for osteopathic medicine (2nd ed.). Philadelphia, PA: Lippincott Williams and Wilkins.

3. Beal M C. (1983). Palpatory testing for somatic dysfunction in patients with cardiovascular disease. Journal of the American Osteopathic Association, 82, (11), 822 – 831.

4. Beal M C, Morlock J W. (1984). Somatic dysfunction associated with pulmonary disease. Journal of the American Osteopathic Association, 84, 179 – 183.

5. Biondi D M. (2005). Physical treatments for headache: A review. Headache, 45, June, (6), 738 – 746.

6. Blood S D. (1980). Treatment of the sprained ankle. Journal of the American Osteopathic Association, 79, (11), 680 – 692.

7. Blood S D. (1986). The craniosacral mechanism and the tempermandibular joint. Journal of the American Osteopathic Association, 86, (8), 512 – 519.

8. Bockenhauer S E, (2002). Quantifiable effects of osteopathic manipulative techniques on patients with chronic asthma, Journal of the American Osteopathic Association, 102, July, (7), 371 – 375.

9. Boesler D. (1993). Efficacy of high-velocity low-amplitude manipulative technique in subjects with low-back pain during menstrual cramping. Journal of the American Osteopathic Association, 93, (2), 203 – 214.

10. Bronfort G. (2001). Efficacy of spinal manipulation on chronic headache: A systemic review. Journal of Manipulative and

Physiological Therapuetics, 24,(7), 457 - 466.

11. Carpenter S, Woolley A. (2001). Osteopathic manipulative treatment of low back pain during labor. The AAO Journal: A Publication of the American Academy of Osteopathy, 11, Fall, (3), 21 - 23.

12. Cassidy I T, Jones C G. (2002). A retrospective case report of symphysis pubis dysfunction in a pregnant woman. Journal of Osteopathic Medicine, 5, (2), 83 - 86.

13. Chaitow L. (2005). Cranial manipulation (2nd ed.). Philadelphia, PA: Churchill-Livingston, Elsevier.

14. Dambro M. (2004). Griffin 5-minute consult 2005. Philadelphia, PA: Lippincott Williams and Wilkin, 239.

15. DiGiovanna E, Schiowitz S, Dowling D. (2005). An osteopathic approach to diagnosis and treatment (3rd ed.). Philadelphia, PA: Lippincott Williams and Wilkins.

16. Dobrusin R. (1989). An osteopathic approach to conservative management of thoracic outlet syndromes. Journal of the American Osteopathic Association, 89, (8), 1046 - 1057.

17. Dowling D. (2000). Progressive inhibition of neuromuscular structures (PINS) technique. Journal of the American Osteopathic Association, 100, (5), 285 - 298.

18. Dugenhardt B, Kuchera M. (2006). Osteopathic evaluation and manipulative treatment in reducing the morbidity of otitis media: A pilot study. Journal of the American Osteopathic Association, 106, (6), 327 - 334.

19. Eisenhart AW, Gaeta TJ, Yens DP. (2003). Osteopathic manipulative treatment in the emergency department for the patients with acute ankle injuries. Journal of the American Osteopathic Association, 103, 417 - 421.

20. Ellestad S M, Nagle R V, Boesler D R, et al. (1988). Electromyographic and skin resisitance responses to osteopathic manipulative treatment for low back pain. Journal of the American Osteopathic Association, 88, (8), 991 - 997.

21. Flotildes KL. " The Evaluation of the Effect of Osteopathic

Manipulative Techniques (OMT) on Headache Pain", JAOA, August 2001, 101, p. 474 (abstract).

22. Freitag F. (1983). Osteopathic treatment of migraine. Osteopathic Annals, 11, (6), 19 – 26.

23. Frobert O. (1999). Musculo-skeletal pathology in patients with angina pectoris and normal coronary angiograms. Journal of Internal Medicine, 245, 237 – 246.

24. Frymann V M. (1978). The osteopathic approach to cardiac and pulmonary disease. Journal of the American Osteopathic Association, 77, 668 – 673.

25. Gallagher R M. (2005). Headache pain. Journal of the American Osteopathic Association, Sep 105, (9 suppl 4), S7 – 11.

26. Gamber R, Shores J, Russo D, et al. (2002). Osteopathic manipulative treatment in conjunction with medication relieves pain associated with fibromyalgia syndrome: Results of a randomized clinical pilot project. Journal of the American Osteopathic Association, 102, (6), 321 – 325.

27. Guiney P, Chou R, Vianna A, et al. (2005). Effects of osteopathic manipulative treatment on pediatric paitents with asthma: A randomized control trial. Journal of the American Osteopathic Association, 105, (1), 7 – 12.

28. Gunnar B J. (1999). A comparison of osteopathic spinal manipulation with standard care for patients with low back pain. New England Journal of Medicine, 341, (19), 1426 – 1431.

29. Guyton A C, Hall J E. (2006). Textbook of medical physiology (11th ed. , p. 1754). Philadelphia, PA: Elsevier Saunders.

30. Gwendolen J. (2002). A randomized control trial of exercise and manipulative therapy for cervicogenic headache. Spine, 27, (17), 1835 – 1843.

31. Hack G D. (1995). Anatomical relation between the rectus capitus posterior minor muscle and dura mater. Spine, 20, Dec, (23), 2484 – 2486.

32. Hains G, Hains F. (2000). Combined ischemic compression and spinal manipulation in the treatment of fibromyalgia: A

preliminary estimate dose and efficacy. Journal of Manipulative and Physiological Therapuetics, 23, (4), 225 - 230.

33. Hanten W P. (2001). The effectiveness of CV - 4 and resting position techniques on subjects with tension-type headaches. [Abstract. Reprint from the J Man Manip Ther. , 7, (2), 64 - 70.] Journal of Osteopathic Medicine, 4, (2), 62.

34. Hermann E. (1965). Postoperative adynamic ileus: Its prevention and treatment by osteopathic manipulation. The DO, 6, (2), 163 - 164.

35. Hitchcock M E. (1976). The manipulative approach to the management of primary dysmenorrhea. Journal of the American Osteopathic Association, 75, 909 - 918.

36. Hoag J M. (1972). Musculoskeletal involvement in chronic lung disease. Journal of the American Osteopathic Association, 71, 698 - 706.

37. Howell R. (1975). The influence of osteopathic manipulative therapy in the management of patients with chronic obstructive lung disease. Journal of the American Osteopathic Association, 74, 757 - 760.

38. Howell J N. (2006). Stretch reflexes, Hoffman reflexes, with Achilles Tendinitis. , Journal of the American Osteopathic Association, 106, Sep, (9), 537 - 545.

39. Hoyt W H. (1979). Osteopathic manipulation in the treatment of muscle-contraction headache. Journal of the American Osteopathic Association, 78, 322 - 325.

40. Jacobson E. (1989). Shoulder pain and repetition strain injury to the supraspinatus muscle: Etiology and manipulative treatment. Journal of the American Osteopathic Association, 89, (8), 1037 - 1045.

41. Jesper M, Wiberg D C, Nordsteen J, et al. (1999). The short-term effect of spinal manipulation in the treatment of infantile colic: A randomized controlled trial with a blinded observer. Journal of Manipulative and Physiological Therapeutics, 22, (8), 517 - 522.

42. Johnson F. (1972). Some observations on the use of osteopathic therapy in the care of patients with cardiac disease. Journal of the American Osteopathic Association, 71, 799 – 804.

43. Kappler R E. (1973). Role of psoas mechanism in low-back complaints. Journal of the American Osteopathic Association, 72, 794 – 801.

44. King HH. (2000). Osteopathic manipulative treatment in prenatal care: Evidence supporting improved outcomes and health policy implications. The AAO Journal: A Publication of the American Academy of Osteopathy, Sum, 10, (2), 25 – 33.

45. Knebl J. (2002). Improving functional ability in the elderly via the Spencer technique, an osteopathic manipulative treatment: A randomized control trial. Journal of the American Osteopathic Association, 102, (7), 387 – 396.

46. Knott V, Tune J, Stoll S, et al. (2005). Increased lymphatic flow in the thoracic duct during manipulative treatment. Journal of the American Osteopathic Association, 105, (10), 447 – 456.

47. Kuchera M. (2005). Osteopathic manipulative medicine considerations in patients with chronic pain. Journal of the American Osteopathic Association, 105, (9), 529 – 536.

48. Kuchera M, Kuchera W. (1994). Osteopathic considerations in systemic dysfunction. Columbus, OH: Greydon Press.

49. Lancaster D, Crow W. (2006). Osteopathic manipulative treatment of a 26-year-old woman with Bell's Palsy. Journal of the American Osteopathic Association, 106, (5), 285 – 289.

50. Licciardone J C. (2003). Osteopathic manipulative treatment for chronic low back pain: A randomized control trial. Spine, 28, (13), 1355 – 1362.

51. Magoun H. (1966). Osteopathy in the cranial field (3rd ed. , pp. 151, 155, 215, 244). Indianapolis, IN: The Cranial Academy.

52. Mall R. (1973). An evaluation of routine pulmonary function tests as indicators of responsiveness of a patient with chronic obstructive lung disease to osteopathic health care. Journal of the American Osteopathic Association, 73, 327 – 333.

53. Mannino J R. (1979). The application of neurologic reflexes to the treatment of HTN. Journal of the American Osteopathic Association, 10, 225 – 231.

54. McPartland J. (2005). Cannabimimetic effects of osteopathic manipulative treatment. Journal of the American Osteopathic Association, 105, (6), 283 – 291.

55. Menck J Y, Requejo S M, Kulig K. (2000). Thoracic spine dysfunction in upper extremity complex regional pain syndrome. [Abstract. Reprint from the J Orthop Sports Phys Ther, 2000, 30, (7), 401 – 409.] Journal of Osteopathic Medicine, 4, (2), 71.

56. Mills M V. (2003). The use of osteopathic manipulative treatment as adjuvant therapy in children with recurrent acute otitis media. Archives of Pediatrics and Adolescent Medicine, 157, Sep, (9), 861 – 866.

57. Moore K, Agur M K, Mare M. et al. Essential clinical anatomy (pp. 509 – 510, 658 – 660). (2006) Lippincott Williams and Wilkins Philadlephia, PA.

58. Morley T F. (2003). Osteopathic manipulative therapy (OMT) as a non-pharmacological treatment for stable patients with emphysema and chronic bronchitis. Journal of the American Osteopathic Association, 103, August, (8).

59. Noll D R. (2000). Benefits of osteopathic manipulative treatment for hospitalized elderly patients with pneumonia. Journal of the American Osteopathic Association, 100, (12), 776 – 782.

60. Noll D R, Shores J, Bryman P N, et al. (1999). Adjunctive osteopathic manipulative treatment in the elderly hospitalized with pneumonia: A pilot study. Journal of the American Osteopathic Association, 99, (3), 143 – 152.

61. Northrup T L. (1961). Manipulative management of hypertension. Journal of the American Osteopathic Association, 60, 973 – 978.

62. Osborne G G. (1994). Manual medicine and its role in psychiatry. The AAO Journal: A Publication of the American

Academy of Osteopath, 4, Spr, (1), 16 - 21.

63. O-Yurvati A. (2005). Hemodynamic effects of osteopathic manipulative treatment immediately after coronary artery bypass surgery. Journal of the American Osteopathic Association, 105, (10), 475 - 481.

64. Paul F, Buser B. (1996). Osteopathic manipulative treatment applications for the emergency department patient. Journal of the American Osteopathic Association, 96, (7), 403 - 409.

65. Pintal W, Kurtz M. (1989). An integrated osteopathic treatment approach in acute otitis media. Journal of the American Osteopathic Association, 89, (9), 1139 - 1141.

66. Plotkin B J. (2001). Adjunctive osteopathic manipulative treatment in women with depression: A pilot study. Journal of the American Osteopathic Association, 101, (9), 517 - 523.

67. Pratt-Harrington D. (2000). Galbreath technique: A manipulative treatment for otitis media revisited. Journal of the American Osteopathic Association, 100, (10), 635 - 639.

68. Pratt-Harrington D, Neptune-Ceran R. (1995). The effect of osteopathic manipulative treatment in the post abdominal surgical patient. The American Academy of Osteopathy Journal, 5, Fall, (3), 9 - 13.

69. Purse F M. (1966). Manipulative therapy of upper respiratory infections in children. Journal of the American Osteopathic Association, 65, 964 - 972.

70. Riley G W. (2000). Osteopathic success in the treatment of influenza and pneumonia. [Reprint from the Journal of the American Osteopathic Association, 1919.] Journal of the American Osteopathic Association, 100, (5), 315 - 319.

71. Rowane W, Rowane M. (1999). An osteopathic approach to asthma. Journal of the American Osteopathic Association, 99, (5), 259 - 264.

72. Schmidt C. (1982). Osteopathic manipulative therapy as a primary factor of upper, middle, and pararespiratory infections. Journal of the American Osteopathic Association, 81, (6), 382 -

388.

73. Sholars H. (1996). AAO case history: Common problems in newborns and infants. The AAO Journal: A Publication of the American Academy of Osteopathy, 6, Fall, (3), 19 - 20.

74. Shrum K. (2001). Sinusitis in children: The importance of diagnosis and treatment. Journal of the American Osteopathic Association, 101, (5), S8 - S13.

75. Sleszynski S, Kelso A. (1993). Comparison of thoracic manipulation with incentive spirometry in preventing postoperative atelectasis. Journal of the American Osteopathic Association, 93, (8), 834 - 845.

76. Spiegel A J. (2003). Osteopathic manipulative medicine in the treatment of hypertension: An alternative, conventional approach. Heart Disease, 5, July-August, (4), 272 - 278.

77. Stark E H. (1975). Evaluation and management of urinary tract infections. Osteopathic Annals, 34 - 40.

78. Steiner C. (1976). Tennis elbow. Journal of the American Osteopathic Association, 75, (6), 575 - 581.

79. Stiles E G. (1979). Osteopathic manipulation in a hospital environment. Journal of the American Osteopathic Association, 76, 243 - 258.

80. Stoll S T, Simmons S L. (2000). Inpatient rehabilitation and manual medicine. Physical Medicine and Rehabilitation: State of the Art Reviews, 14, Feb, (1), 85 - 106.

81. Schuenke M, Schulte E, Schudomacher U, et al. (2006). Thieme atlas of anatomy: General anatomy and musculoskeletal system (pp. 73, 317). New York.

82. Sucher B. (1995). Palpatory diagnosis and manipulative management of carpal tunnel syndrome: Part 2, "double crush" and thoracic outlet syndrome. Journal of the American Osteopathic Association, 95, (8), 471 - 479.

83. Sucher B. (1993). Myofascial release of carpal tunnel syndrome. Journal of the American Osteopathic Association, 93, (1), 92 - 101.

84. Sucher B. (1993). Myofascial release of carpal tunnel syndrome: Documentation with magnetic resonance imaging. Journal of the American Osteopathic Association, 93, (12), 1273 – 1278.

85. Taylor G W. (1949). The osteopathic management of nausea and vomiting of pregnancy. Journal of the American Osteopathic Association, 48, (11), 581 – 582.

86. Torsten L. (2005). Cranial osteopathy: Principles and practice. Elsevier.

87. Travell J G. (1977). A trigger point for hiccup. Journal of the American Osteopathic Association, 77, 308 – 312.

88. Washington K. (2003). Presence of Chapman reflex points in hospitalized patients with pneumonia. Journal of the American Osteopathic Association, 103, (10), 479 – 483.

89. Weatherly J. (1998). Scoliosis and osteopathic manipulative treatment. The AAO Journal: A Publication of the American Academy of Osteopathy, 8, Win, (4), 18 – 21.

90. Williams N H. (2003). Randomized osteopathic manipulation study (ROMANS): Pragmatic trial for spinal pain in primary care. Family Practice, 20, (6), 662 – 669.

91. Zanakis M. (1993). The efficacy of OMT on spasmodic torticollis as determined by improvements in volitional movement. [Abstract.] Journal of the American Osteopathic Association, 93, (9), 950.

索　引

314

书　　名	五分钟整骨手法医学手册	
	Wu Fenzhong Zhenggu Shoufa Yixue Shouce	
编　　著	［美］米莉森特·金·舍奈尔　　［美］戴维·C.梅森	
主　　译	张宏	
责任编辑	胡青	
装帧设计	徐炜	
出版发行	上海世界图书出版公司	
地　　址	上海市广中路 88 号 9－10 楼	
邮　　编	200083	
网　　址	http://www.wpcsh.com	
经　　销	新华书店	
印　　刷	上海景条印刷有限公司	
开　　本	889 mm×1194 mm　1/32	
印　　张	10.5	
字　　数	280 千字	
印　　数	2001－5000	
版　　次	2017 年 7 月第 1 版　2017 年 11 月第 2 次印刷	
版权登记	图字 09－2016－481 号	
书　　号	ISBN 978－7－5192－3063－0/R·426	
定　　价	80.00 元	